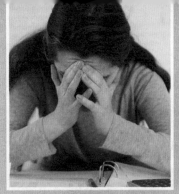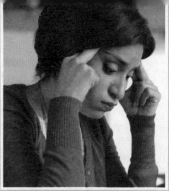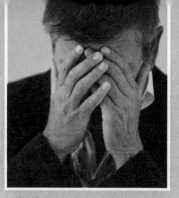

困扰人类的
心里疾病

王子安◎主编

U0248109

汕頭大學出版社

图书在版编目（ＣＩＰ）数据

困扰人类的心理疾病 / 王子安主编. -- 汕头：汕头大学出版社，2012.5（2024.1重印）
ISBN 978-7-5658-0796-1

Ⅰ. ①困… Ⅱ. ①王… Ⅲ. ①心理疾病－普及读物
Ⅳ. ①R395.2-49

中国版本图书馆CIP数据核字(2012)第097762号

困扰人类的心理疾病

主　　编：王子安
责任编辑：胡开祥
责任技编：黄东生
封面设计：君阅天下
出版发行：汕头大学出版社
　　　　　广东省汕头市汕头大学内　　邮编：515063
电　　话：0754-82904613
印　　刷：唐山楠萍印务有限公司
开　　本：710 mm×1000 mm　1/16
印　　张：12
字　　数：71千字
版　　次：2012年5月第1版
印　　次：2024年1月第2次印刷
定　　价：55.00元
ISBN 978-7-5658-0796-1

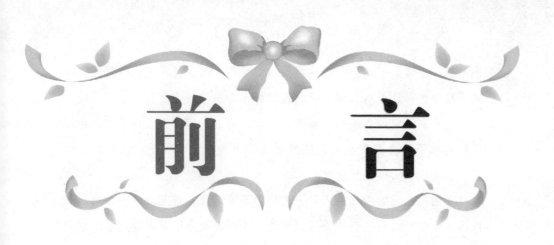

前　言

　　这是一部揭示奥秘、展现多彩世界的知识书籍，是一部面向广大青少年的科普读物。这里有几十亿年的生物奇观，有浩淼无垠的太空探索，有引人遐想的史前文明，有绚烂至极的鲜花王国，有动人心魄的考古发现，有令人难解的海底宝藏，有金戈铁马的兵家猎秘，有绚丽多彩的文化奇观，有源远流长的中医百科，有侏罗纪时代的霸者演变，有神秘莫测的天外来客，有千姿百态的动植物猎手，有关乎人生的健康秘籍等，涉足多个领域，勾勒出了趣味横生的"趣味百科"。当人类漫步在既充满生机活力又诡谲神秘的地球时，面对浩瀚的奇观，无穷的变化，惨烈的动荡，或惊诧，或敬畏，或高歌，或搏击，或求索……无数的探寻、奋斗、征战，带来了无数的胜利和失败。生与死，血与火，悲与欢的洗礼，启迪着人类的成长，壮美着人生的绚丽，更使人类艰难执着地走上了无穷无尽的生存、发展、探索之路。仰头苍天的无垠宇宙之谜，俯首脚下的神奇地球之谜，伴随周围的密集生物之谜，令年轻的人类迷茫、感叹、崇拜、思索，力图走出无为，揭示本原，找出那奥秘的钥匙，打开那万象之谜。

　　心理疾病发生在人的精神层面，因而相对于身体方面的疾病来说，心理疾病更容易被人忽略。很多心理疾病不痛不痒，而且起病缓慢，因而很难让人察觉，等到人们发觉的时候，通常病症已经发展到了很严重的地步。平常人们对于心理疾病的认识非常有限，很多人把心理疾病等同于精神病，认为有心理疾病的人就好像那些精神失常的疯子。因此，社会上形成了对心理疾病的偏见，以至于有的人即使感觉自己心理出现了问题也不敢去医院检查，怕被冠上"精神病""疯子"的称呼。因此，正确认识心理疾病很重要。

《困扰人类的心理疾病》一书分为五章，第一章是对心理疾病总的概述，主要有心理疾病的诱因、分类、表现以及危害等方面；第二章介绍的是常见的心理疾病，如自卑症等；第三章介绍的是儿童期的心理疾病；第四章介绍的是困扰青少年的心理疾病；第五章则介绍了有关中老年心理疾病方面的知识，使读者对各种心理疾病有科学的认识，并加以预防。

此外，本书为了迎合广大青少年读者的阅读兴趣，还配有相应的图文解说与介绍，再加上简约、独具一格的版式设计，以及多元素色彩的内容编排，使本书的内容更加生动化、更有吸引力，使本来生趣盎然的知识内容变得更加新鲜亮丽，从而提高了读者在阅读时的感官效果。

由于时间仓促，水平有限，错误和疏漏之处在所难免，敬请读者提出宝贵意见。

2012年5月

目录

Contents

1

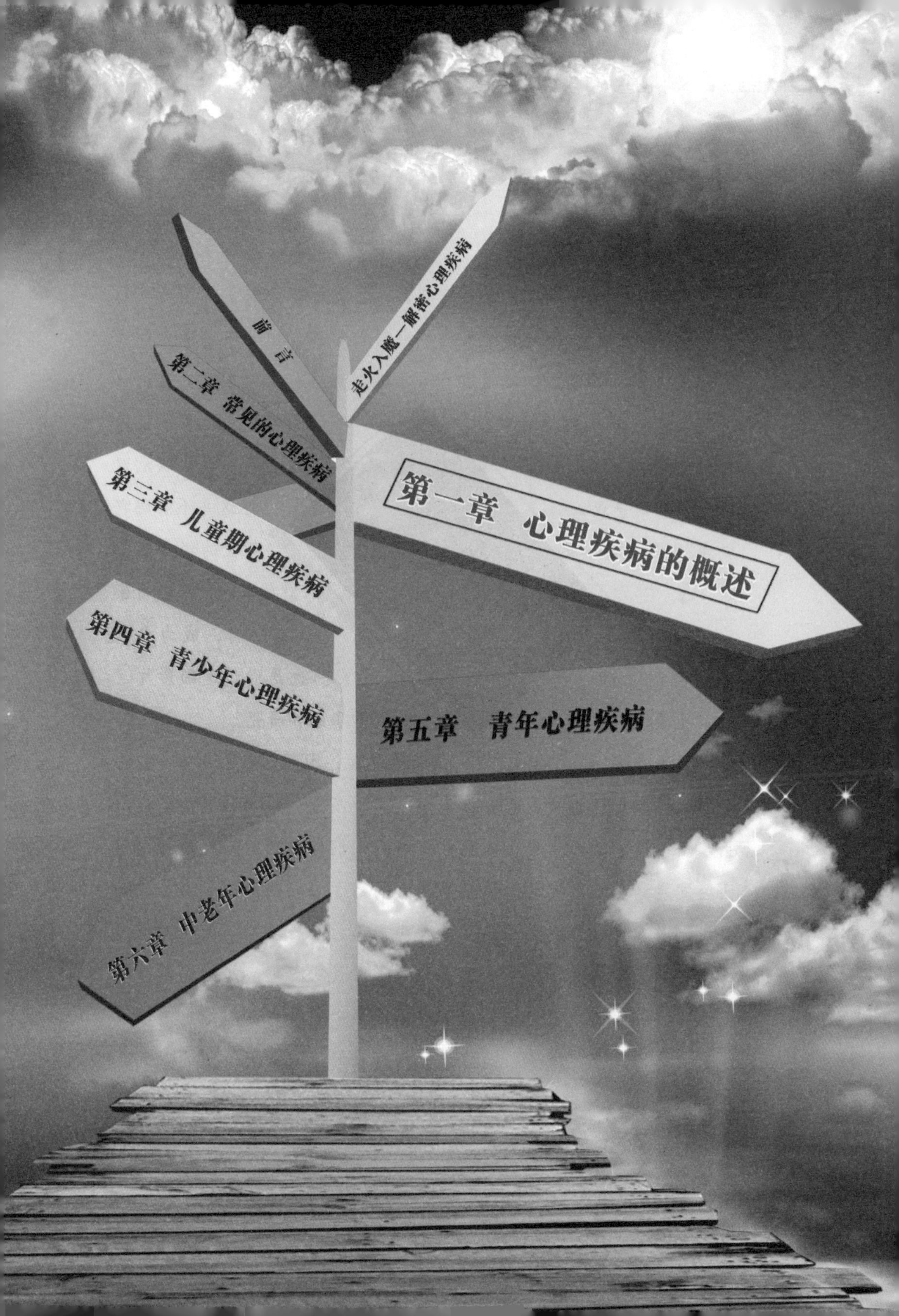
走火入魔—解密心理疾病
前言
第二章 常见的心理疾病
第一章 心理疾病的概述
第三章 儿童期心理疾病
第四章 青少年心理疾病
第五章 青年心理疾病
第六章 中老年心理疾病

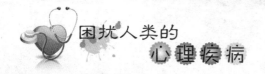

电影史上有一部非常著名的电影：《爱德华大夫》，又名《意乱情迷》。这是一部美国好莱坞早期黑白影片，由著名悬疑大师希区柯克执导，英格丽·褒曼和格利高里·派克主演。这是一个有关心理分析的惊险故事，是电影史上第一批以精神分析学为主题的影片之一，上映后曾引起很大的争议，但这并不妨碍它成为20世纪40年代的经典影片之一，它对后来的精神分析影片产生了深远的影响，成为心理学必看的一部电影。也是通过这部影片，人们开始了对心理疾病的了解和研究。

心理疾病发生在人的精神层面，因而相对于身体方面的疾病来说，心理疾病更容易被人忽略。很多心理疾病不痛不痒，而且起病缓慢，因而很难让人察觉，等到人们发觉的时候，通常病症已经发展到了很严重的地步。平常人们对于心理疾病的认识非常有限，很多人把心理疾病等同于精神病，认为有心理疾病的人就好像那些精神失常的疯子。因此，社会上形成了对心理疾病的偏见，以至于有的人即使感觉自己心理出现了问题也不敢去医院检查，怕被冠上"精神病""疯子"的称呼。本章我们就从心理疾病的概念、诱因、分类、表现及危害等方面来为大家全面地介绍一下心理疾病，使大家对心理疾病能有一个具体而正确的认识。

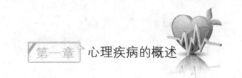

心理健康的标准

在人们的日常生活中，经常会谈论"身体健康"问题，所以长期以来，人们把主要的注意力都集中到了生理上存在的问题，从而忽视了大部分人的心理上也存在着很多重要的问题。其实，真正的健康应该包括身体健康和心理健康两个方面，因为人是生理和心理的统一体，身与心的健康是相互影响、相互作用的。随着人类精神生活层次的不断提高和内容的丰富，人们越来越注重精神生活质量了。因此，保持心理健康、预防心理疾病等等这些问题也就越来越被人们所关注了。

也许有的人会按照一般的生活逻辑来推论："健康"的反面就是"不健康"，而"不健康"就意味

着"疾病"，那么，心理不健康就是"心理疾病"！从表面上看，这样的推论没什么问题，但是它把复杂的事情过于简单化了，没考虑完全，因而其结论不一定准确。"心理疾病"确实是存在的，因为人的心理在接受来自身体内部和外部世界的种种刺激后，会发生一些很微妙的变化。这正如同天气变化一样，有晴有阴，有风有雨，有时雷雨大作，有时风雪交加，这些都是十分正常的现象。如果一个人的心理状态犹如一潭死水，一点波澜不起的话，这反倒是不正常了！因此，我们对心理健康要有一个正确的认识。心理健康其实是指人的一种心理功能状态，即能够使人们所具备的全部心理潜能都得到充分发

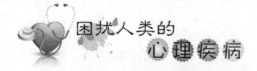

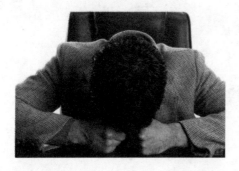

发挥上受到了某种干扰，遇到了某些障碍，这也就意味着他的心理发展正处于不够健康的状态之中。但是，我们应该明白，不健康不等于疾病，不健康是处于健康和疾病中间的一个中间状态，它没有达到疾病的严重程度，正如现代人经常提及的"亚健康"问题一样，它起到的作用是提醒人们注意自己的健康状况，如果得不到重视就有可能会转化为疾病。

挥的理想状态。处于这种状态下的人不论从事何种活动都能得到比较理想的结果，同时自身的发展也能达到比较充分的程度，这样他也就更容易成功。如果一个人在某种活动中不能充分发挥潜能，达到理想水平，这就说明他在心理功能的

或许有人会认为，个人的心理健康只是个人的事情，和别人和社

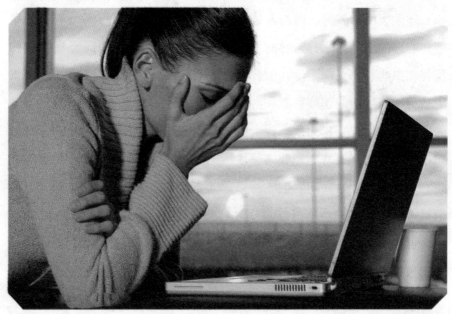

会没有什么关系。这种观点是错误的，举个例子，有个人手脚不灵便，但心理很健康，也许他对别人的影响不大；反之，如果他身体健全，而心理上有很大缺陷，那不仅仅会对他自己的生存价值产生影响，也会直接影响他的家人、亲人和朋友，对他的家庭生活和社会生活都会产生一定的影响，有些心理有残疾的人甚至会危及到别人的生命安全。因而，不论为了个人、家庭，

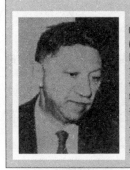

Abraham H. Maslow：马斯洛(1908-1970)是美国著名心理学家，第三代心理学的开创者，提出了融合精神分析心理学和行为主义心理学的人本主义心理学，于其中融合了其美学思想。

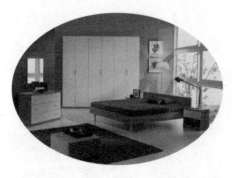

还是为了民族的命运，我们都应该保持心理的健康，远离心理疾病。

美国心理学家马斯洛和米特尔曼曾提出心理健康的十条标准，这也被认为是定义心理健康"最经典的标准"：

（1）充分的安全感。

（2）充分了解自己，并对自己的能力作适当的估价。

（3）生活的目标切合实际。

（4）与现实的环境保持接触。

（5）能保持人格的完整与和谐。

（6）具有从经验中学习的能力。

（7）能保持良好的人际关系。

（8）适度的情绪表达与控制。

（9）在不违背社会规范的条件下，对个人的基本需要作恰当的满足。

（10）在不违背社会规范的条件下，能作有限的个性发挥。

我国学者陈家麟认为，中小学生心理健康的标准应包括以下

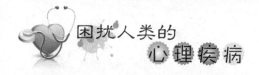

几项：

（1）能正确认识现实并对之做出有效的适应，思想高尚，有理想、讲道德、守纪律。

（2）热爱学习和工作，能在学习和工作中发挥自己的积极性和才能，并取得一定的成效。

（3）乐于同人交往，人际关系十分融洽。

（4）情绪乐观稳定，善于避免忧愁、焦虑等消极情绪。

（5）有自知之明，能严格要求自己、自尊自制。

（6）具有政党的行为方式，包括行为方式应与年龄特点相一致，行为方式应与其社会角色相一

致，反应强度应与刺激强度相一致等。

除了上面这些关于中小学生的心理健康标准，有关学者也为老年人的心理状态制订了10条心理健康的标准：

（1）充分的安全感。安全感需要多层次的环境条件，如社会环境、自然环境、工作环境、家庭环境等等，其中家庭环境对安全感的影响最为重要。

（2）充分了解自己。充分了解自己就是指能够客观分析自己的能力，并作出恰如其分的判断。能否对自己的能力作出客观正确的判断，对自身的情绪有很大的影响。

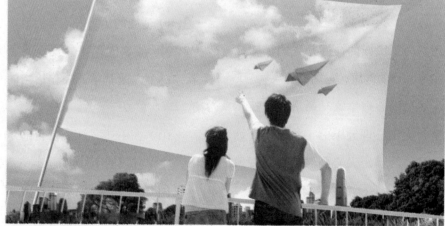

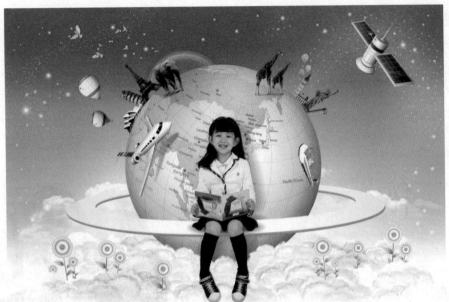

（3）生活目标切合实际。要根据自己的经济能力、家庭条件及相应的社会环境来制定生活目标。生活目标的制定既要符合实际，还要留有余地，不要超出自己及家庭经济能力的范围。

（4）与外界环境保持接触。这样一方面可以丰富自己的精神生活，另一方面可以及时调整自己的行为，以便更好地适应环境。

（5）保持个性的完整与和谐。个性中的能力、兴趣、性格与气质等各个心理特征必须和谐而统一，生活中才能体验出幸福感和满足感。

（6）具有一定的学习能力。在现代社会中，为了适应新的生活方式，就必须不断学习。

（7）保持良好的人际关系。

（8）能适度地表达与控制自己的情绪。

（9）有限度地发挥自己的才能与兴趣爱好。

（10）在不违背社会道德规范的情况下，个人的基本需要应得到一定程度的满足。

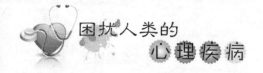
心理素质的概念

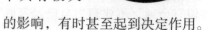

依照目前通行的对人才素质结构的划分方法，人们通常把人才素质分为生理素质、心理素质和社会文化素质三个方面。其中，心理素质在人才素质整体结构中占据的是基础与核心的作用。其具体表现在以下三个方面：

（1）心理素质是社会文化素质赖以形成的基础与中介，离开心理素质的中介作用，社会文化只能停留在外在形态的层面上而不可能转化为人的素质。

（2）心理素质对其他两方面素质的发展起到促进或制约的作用，因而对人才素质结构及其发展水平具有极大的影响，有时甚至起到决定作用。

（3）心理素质是个性不断完善的主观基础。鉴于心理素质在人才的成长发展中占有如此重要的位置，国内外一些有远见的教育家们都把人才培养的重点放到了心理素质上。

学习活动其实就是一种全方位的提高能力素质的心理活动过程，

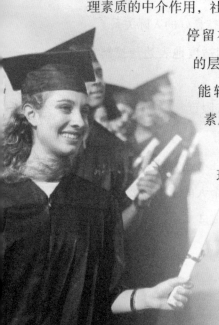

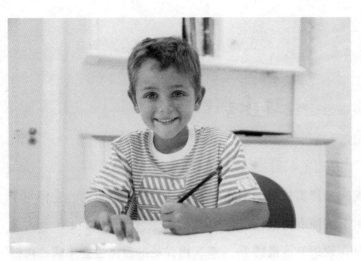

自制力等。当然，其他各种心理问题和障碍也会影响学习效果，如抑郁症、多动症、孤独症、智力发育迟滞、特殊技能障碍等。这些问题如得不到解决，学生学习成绩的提高就只能是一句空话。由此可见，掌握一定的心理知识，学会自我调节，对提高学习效率是非常重要的。

它不仅是认知发展的过程，也是情感、意志发展的过程，同时还是能力、性格形成和发展的过程，它能够全面提高人们的心理素质。然而以往的学习活动中存在一个很大的误区，就是把学习只看做是知识、技能掌握的过程，而对其他心理素质，尤其是情绪、情感的发展基本上没有自我调节意识，结果就是导致出现了一批严重厌学，发展片面、畸形的学生。实际上，学业成就不仅与智力水平有关，而且同非智力因素有关，如稳定的情绪、浓厚的学习兴趣、高涨的学习热情、明确的目标、顽强的毅力、高度的

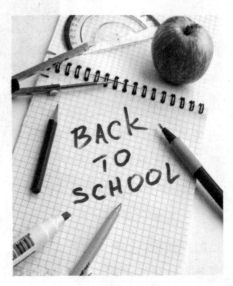

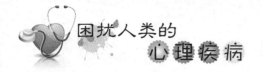
心理疾病的介绍

心理疾病，其实是指一个人由于精神上的紧张、干扰，而使自己在思想上、情感上和行为上发生了偏离社会生活规范轨道的现象。心理和行为上偏离社会生活规范的程度越厉害，心理疾病也就越严重。

现代社会很多人都愿意花费大量的金钱和时间，想方设法保持身体健康，却不知道如何去照顾自己的内心世界。其实，照顾心理健康和照顾身体健康一样，二者都依赖于对自己的责任感。心理疾病就象身体疾病一样，不论是轻微的还是严重的，它都与个人体力意志力的强弱没有太大关系。再强壮的身体也会生病，再健全的大脑有时也会变得脆弱，生出毛病来。事实上，很多时候人们可

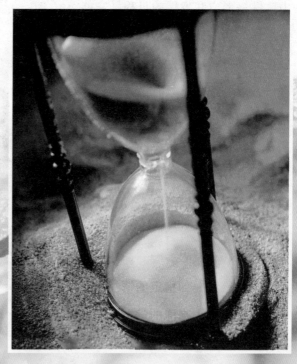

以自己想办法治愈感冒，但却不能自己解决所有的疑难杂症。同样，许多情感问题你都可以自己解决，但不少心理疾病你还是必须得寻求心理医生的帮助。一个训练有素的心理医生往往能迅速洞察到你心理症结的深层次原因，并很快解除你的心理症结。通过这种有效的治疗，绝大部分为心理障碍所困扰的人，都可以恢复心理健康，过上充实、快乐、健康的生活。

根据心理疾病的程度轻重，主要可以分为以下几级：

一级心理障碍：焦虑、紧张。

二级心理障碍：性格失调、恐惧症。

三级心理障碍：冒犯社会的行为、公开的侵犯行为、暴力行为。

四级心理障碍：严重的压抑感与沮丧感、精神分裂异常行为。

五级心理障碍：严重的心理衰败、丧失生的意志。

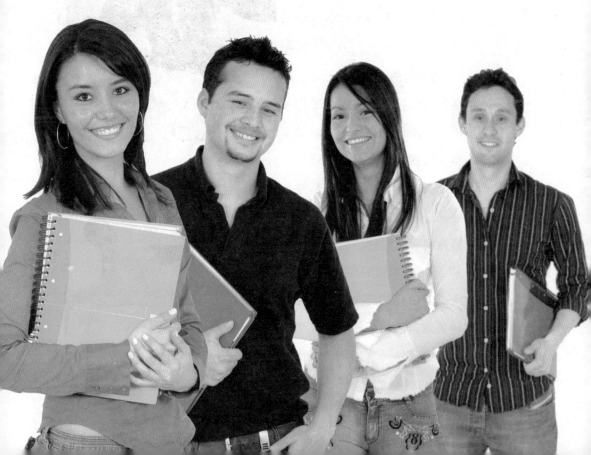

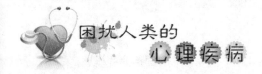

心理疾病的诱因

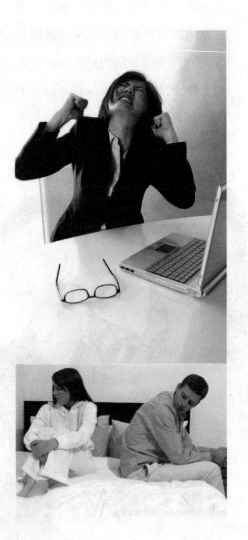

现代社会发展速度远远超越了以往任何时候，人们工作和生活的节奏也随之不断加快，从而使得人们的精神心理疾病的发病率也在急剧上升。那么，导致现代人心理疾病的诱因究竟是什么呢？

（1）超负荷的工作压力

很多都市白领被高强度的工作压力所困，长期处于高度紧张的状态下，且常常得不到及时的调理，久而久之便会产生焦虑不安、精神抑郁等症状，严重的还会诱发心理障碍或精神疾病。

（2）感情与家庭的变故

在所有的情感经历中，失恋无疑是一种很痛苦的情感体验，失恋的一方会因对感情的难以割舍而痛苦不已，失落感会加重心理失衡的程度，有些人甚至因此产生心理障碍甚至不理性的过激行为，给对方和自己造成难以弥补的伤害。

（3）对网络的依赖心理

现代是信息社会，很多工作离不开网络，适当上网也是有益的，但每天用大量时间上网，或经常上一些不健康的网站，则极可能诱发心理疾病。

（4）生活贫困加重心理压力

这一群体主要是下岗职工和高校的贫困生。一些下岗职工观念一时难以转换，对家政、建筑等工作不屑一顾，因而形成"高不成、低不就"的尴尬局面。久而久之，在精神与经济的双重压力下，容易诱发心理疾病。

（5）急功近利的心理倾向

有些人对事业的追求有急功近利的倾向，他们往往经不起失败的打击。由于他们对成功的期望很高，且不想耗费太多的力气，总想以小博大，希望事半功倍。可现实又往往不因人的主观意愿而改变，当然就容易失望、失落。

（6）学习任务过于繁重，高考不如意

天天面对着读不完的书和看不完的复习资料，面对着父母老师的殷切期盼，很多学生都深感不堪重负；高考不如意的学生也会有很大的精神压力，这些都容易导致心理出现问题。

（7）过分溺爱独生子女

在溺爱中长大的孩子，除了会养成任性、自私等不良习性之外，还常常表现为性格孤僻、耐挫力差、社交恐惧甚至有暴力倾向。家长的溺爱会造成孩子的心理病灶，这种潜在危机就像定时炸弹，一旦引爆，杀伤力绝对是巨大的。

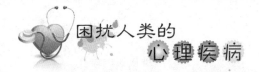

（8）投资受损后无法承受

现代社会，人们的投资意识不断增强，但当长期的投入没有得到期望的回报或资本严重亏损时人们难免会心理失衡。强烈的挫败感、情绪的剧烈波动、巨额资金的流失，都可能摧垮一个人的心理防线，甚至因此轻生的人也不在少数。

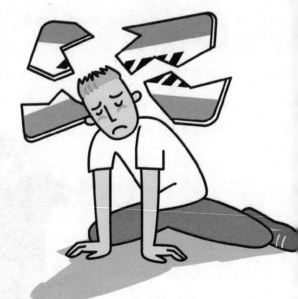

（9）难以适应社会发展

现代社会飞速发展、瞬息万变，有些人却因种种原因而难以适应。这种不适应包括很多方面：对社会的不公平现象看不惯，又因自己无力改变现状而郁闷、烦躁；对单位里的分配不均看不惯，为自己的报酬偏低而愤愤不平；因信仰的苍白而产生失落感、无归属感；因个人技能与现代化的差距而焦急、无奈等等。上述这些都可能导致人们产生"心病"。

（10）老年人缺乏精神关爱

目前，我国绝大部分老年人的物质生活基本得到了满足，但他们的精神生活和心理需求却未必尽如人意。晚年失爱是引发现代老年人心理问题的重要诱因。

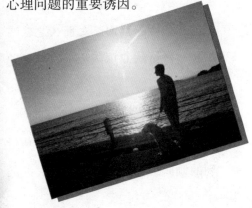

心理疾病的分类

针对患者的年龄结构和不同年龄段患者的咨询、治疗重点，心理疾病可按照以下方式分类：

（1）儿童常见心理疾病

拔毛癖、多动症，习惯性尿裤、屎裤（儿童遗便症），夜尿症、自闭症、精神发育迟滞、口吃、言语技能发育障碍、学习技能发育障碍、儿童抽动症、儿童退缩行为、Asperger综合征、Heller综合征（婴儿痴呆）、Rett综合征、品行障碍、儿童选择性缄默、偏食、咬指甲、异食癖，以及一些具有儿童特点的儿童性别偏差（包括儿童异装癖）、儿童精神分裂症、儿童恐怖症、儿童情绪障碍（如焦虑症、抑郁症）等。

（2）青少年常见心理疾病

考试综合征、严格管束引发的反抗性焦虑症、恐怖症、学习逃避症、癔症、强迫性神经症、师生恋（单相思）、恋爱挫折综合征、大学生常见的心理障碍、网络综合征等。

（3）成年人常见心理疾病

工作适应疾病：过度成就压力、物质金钱关系不当（如致富后的空虚症、吝啬癖等）。

职业性心理疾病：教师的精神障碍、单调作业产生的心理障碍、噪音和心理疾病、夜班和心理问题、高温作业的神经心理影响。

（4）中老年常见心理疾病

更年期精神病、更年期综合征、痴呆、阿尔采莫氏病、老年期谵妄、退离休综合征。

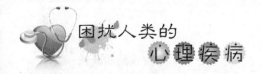
心理疾病的表现

★自我封闭

自我封闭是指将自己与外界隔绝开来，很少或根本没有社交活动，除了必要的工作、学习、购物以外，大部分时间将自己关在家里，不与他人来往。自我封闭者都很孤独，没有朋友，甚至害怕社交活动，因而是一种环境不适的病态心理现象。自我封闭心理有如下特点：

（1）普遍性

即各个年龄层次都可能产生。儿童有电视幽闭症，青少年有性羞涩引起的恐人症、社交恐惧心理，中年人有社交厌倦心理，老年人有因"空巢"和配偶去世而引起的自我封闭心态等。

（2）非沟通性

有封闭心态的人不愿与人沟通，很少与人讲话，他们不是无话可说，而是害怕或讨厌与人交谈，前者属于被动型，后者属于主动型。他们只愿意与自己交谈，如写日记、撰文咏诗，以表志向。

（3）逃避性

自我封闭行为与生活挫折有

关，有些人在生活、事业上遭到挫折与打击后，精神上受到压抑，对周围环境逐渐变得敏感和不可接受，于是出现回避社交的行为。

自我封闭心理实质上是一种心理防御机制。个人在生活及成长过程中常常会遇到一些挫折，可能引起个人的焦虑。有些人抗挫折的能力较差，使得焦虑越积越多，便只能以自我封闭的方式来回避环境以降低挫折感。另外，自我封闭心理与人格发展的某些偏差有因果关系。

从儿童来讲，如果父母管教太严，儿童便不能建立自信心，宁愿在家看电视，也不愿外出活动。从青少年来讲，如果他没有掌握一些技能，就意味着他没有获得足够的生活自信心去进入某种社会角色，他不知道该做些什么，如何与他人相处。他没有发展出与别人共同劳动和与他人亲近的能力，于是就退回到自己的小天地里，不与别人有密切的往来，这样就出现了孤单与孤立。从老年人来讲，丧偶或丧子的打击、儿孙们对自己的疏离，很容易使老人心灰意懒、精神恍惚，甚至对生活失去信心。总而言之，自我封闭阻隔了个人与社会的正常交往，使人认知狭窄、情感淡漠、人格扭曲，最终可能导致人格异常与变态。

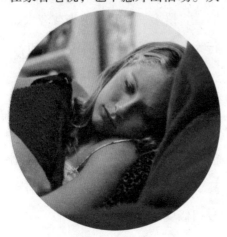

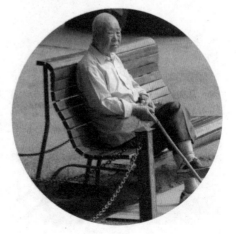

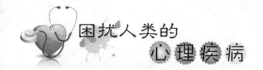
★其他表现

身体不适是件让人痛苦的事，大家都能意识到得了感冒要去内科，腿疼要去骨科。但当人们发现自己有些不适，如失眠、精神不振、疼痛、全身不适、烦躁等时，却不知该去哪里治疗，只有四处奔走、检查、找中医，犹如患了疑难杂症一般。其实，这些症状很可能就是心理疾病的表现。心理疾病复杂多样，与平时大家所认为的心理疾病，也就是精神疾病有不同之处。下面我们来列举一些属于心理疾病范畴的症状，平时大家发现自己有这些症状时应及早去看心理医生。

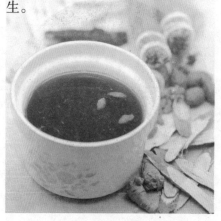

（1）睡眠障碍

入睡困难、早醒、多梦、易醒、醒后不能再入睡、夜惊、夜游、梦痗（经常被噩梦惊醒）。

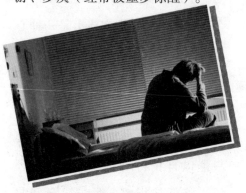

（2）情绪障碍

持续的心情低落、消极、兴趣减退、身体不适或消瘦、话少、活动减少；或情绪高涨、高兴愉悦甚至欣喜若狂，或易恼怒、脾气急躁、言语多、自我评价高或夸大、行为卤莽、睡眠减少而精力充沛。

（3）应激相关障碍

受到强大的精神刺激或持续不断处于不愉快处境，导致抑郁、焦虑、害怕情绪，警惕性增高、失眠、过分担心，遇到与刺激相似境遇会感到痛苦。

（4）精神障碍

思维特殊，有时逻辑推理荒谬离奇，或言语中心思想无法琢磨、行为异常、自言自语、表情淡漠、疏远亲人、生活懒散；部分病人有敌意、冲动，此类病人多不认为自己得病。

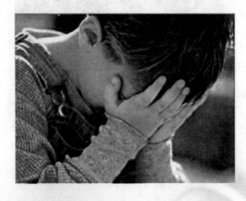

（5）焦虑障碍

莫名紧张、恐惧、坐立不安，不时心慌出汗，症状突然出现、突然消失，症状出现前不可预测。

（6）强迫障碍

有明知没必要却控制不住的情绪、观念和动作，如反复询问、反复想一件事情、反复洗手、反复检查、重复做某一动作，患者对此痛苦不堪，却无法摆脱。

（7）恐惧障碍

患者对某种环境、任务或物体产生强烈的恐惧，自己知道过分害怕不合情理，但不能克服，多用逃避方式应付恐惧。

（8）疑病障碍

过分关注自己的身体健康，多担心或相信自己患某种严重的躯体疾病，反复就医检查。医生解释和医学检查的阴性结果不能打消其顾虑，即便是身体有某种器质性病变，也不能解释患者所诉症状的性质和程度。

（9）疼痛障碍

患者感觉到有持续、严重的疼痛，医生不能用生理现象或躯体疾病作出合理解释，经检查未发现疼痛相应的躯体病变。这种疼痛其实是由情绪冲突或心理社会因素直接导致。

（10）神经衰弱

精神易兴奋却又易疲劳，多表现为紧张、烦恼、易激惹及肌肉紧张性疼痛和睡眠障碍。

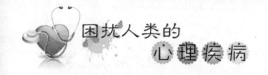

（11）进食障碍

①神经性厌食，多表现在爱美的青少年女性身上。她们为降低体重故意限制饮食，回避可导致发胖的食物，自我诱发呕吐、自我诱发排便、过度运动或服用利尿剂，导致厌食、消瘦、闭经、虚弱。②神经性贪食。表现为反复发作和不可抗拒的摄食欲望及暴食行为；有担心发胖的恐惧心理，常采取引吐导泄、禁食等方法消除暴食引起的发胖，神经性贪食者常有神经性厌食病史。

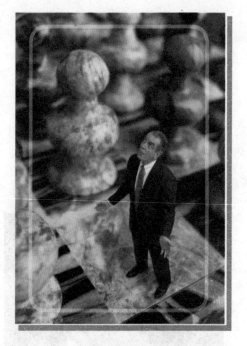

（12）器质性精神障碍

有明确的躯体疾病、脑部疾病，如冠心病、糖尿病、支气管哮喘、肝脏疾病、肾衰、脑血管疾病等。同时伴有智力下降、记忆力减退、个性改变、意识障碍，以及兴奋、躁动、胡言乱语、易喜易怒、情感脆弱等。日常生活、人际交往、工作、学习能力受损。

（13）性心理障碍

阳痿早泄、性冷淡、异装癖、恋物癖、窥阴癖、露阴癖。

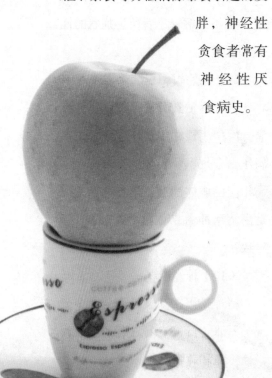

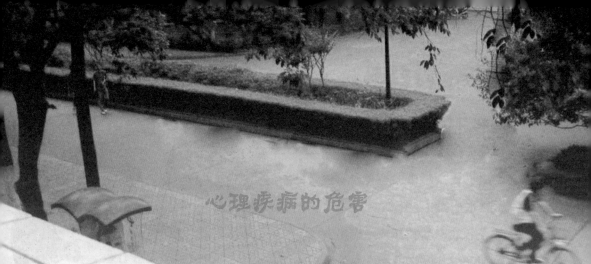

心理疾病的危害

据世界卫生组织透露，"21世纪将是心理障碍时代"。这是世界卫生组织的黑色预言。据我国卫生部透露，心理障碍在我国疾病总负担的排名中已居首位，越来越多的人开始患上不同程度的心理疾病，严重影响了正常的学习、生活和社交。如今，在大学校园里，休学、退学、自杀、犯罪等现象屡见不鲜，有心理障碍的人数也在逐年增多。如何防治心理疾病，克服心理障碍，已成为高校学生管理的重点工作。针对这种情况，我国高校普遍开展心理疾病卫生教育活动，但是大部分院校对心理疾病预防教育的重视程度还远远不够。心理疾病的危害如此之大，而且导致学生心理疾病的因素有很多，要解决这个问题，不仅是学校的责任，也是一个涉及面极广的社会问题。

首先，我们要重视学生的心理卫生教育。学生的全面发展问题，实际上是素质教育问题，而在素质教育中处于核心地位的，是心理教育。那么，学校要实行素质教育，就必须更新观念，树立全面发展的人才观，从教育指导思想上重视心

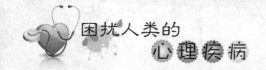

理教育问题，使学生在德、智、体包括心理诸方面得到全面发展，提高学生的整体素质水平。

第二，学校组织教师学习心理卫生知识也很关键。说到底，学校教育就是教师对学生的教育，如果教师本身对心理疾病缺乏认识和存有偏见，那么必将影响到学生对心理疾病的态度，并以扩大的形式再生产出错误的认识和行为。从这个意义上讲，学生的心理问题，实际上也是教师的问题，学生有病，教师也应该"吃药"。因此，为了改变社会上对心理疾病的鄙薄看法，为了解决学生中出现的一系列心理问题，学校必须首先组织教师学习心理卫生方面的知识和掌握排解心理障碍的技能方法，建立起一支懂得心理健康重要性、并能把有关理论与技能恰到好处地运用于学科教学和学生工作中去的教师队伍。

第三，建立学生心理档案。在对学生进行心理普查的基础上建立心理档案，以便掌握每个学生的心理情况，按照问题程度的轻重分级分类，为育人管理和心理调试提供素材。

第四，开展个别心理咨询活动，对有突出心理问题的学生施以重点帮助。①了解情况，建立相互信赖的关系。教师应持尊重、理解、爱护态度和学生交朋友，帮助他们正确认识和分析在学习、生活、感情等方面遇到的困惑；同时要用平等、同情、关切的语言晓之以理，动之以情，帮助他们克服心理障碍。②帮助指导，授之以法。教师应教会学生自我调节不良心理的（如宣泄、代偿、转移、升华、放松等）方法，使他们善于控制自己，遇到挫折时冷静分析，能自觉预防不良心理，保持良好的情绪以达到心理防卫的目标。③对呈现明显临床症状的学生进行诊断与治疗。

第五，举办专题讲座开展科普宣传活动和适宜的外围活动。对一些热点心理问题，举办短时间、有集体性的心理讲座；利用墙报，板报等多种形式，组织栏目，进行心理保健科普宣传；开展丰富多彩的课外活动，即用丰富多彩的活动充实学生的课余生活，给他们施展才能与合理竞争、参与及表达的机会，如开展各种体育及竞赛活动，开展各种形式的文化、艺术及智力活动，使学生发挥特长，在参与竞争中得到自尊与自信，提高心理承受力；创设良好的育人环境，美化校园，向学生推荐丰富的课外活动，加强学生适应社会的能力。

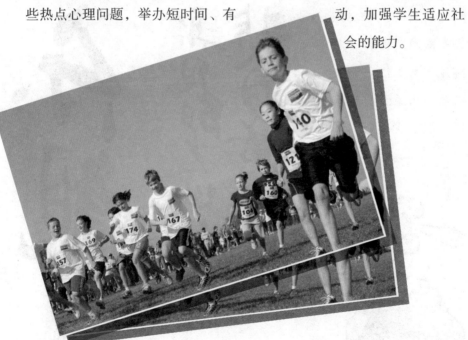

正确看待心理疾病

其实，心理疾病也像其他疾病一样，来自生活、自身和环境，跟感冒发烧一样实际和"俗气"，根本无需大惊小怪，也无需掖着藏着、不敢触及，更不应该害怕它。比起那些肉体遭受病痛折磨的人来说，心理疾病患者更需要人们的理解与支持。如果心理医生与患者的亲属、朋友能组成一个牢固的援助支持体系，使心理疾病患者能够很快摆脱生活的压力，及时释放出心理毒素，建立起健康的心理构架，那么快乐与幸福就会在不远处招手了。

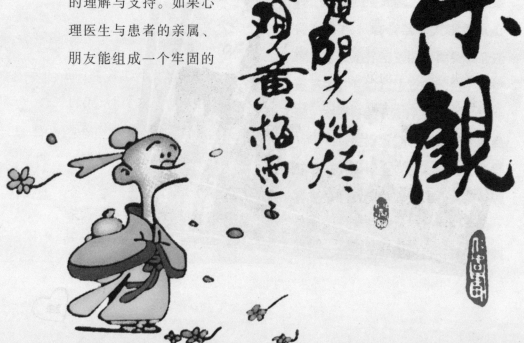

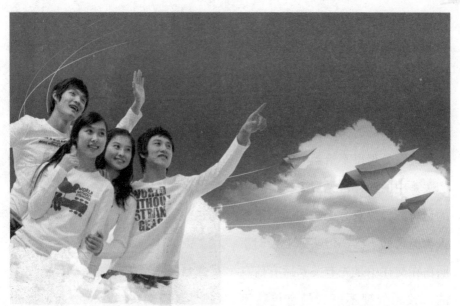

其实，心理疾病和其他疾病一样，也是可以预防的。只要我们在日常生活中保持乐观的情绪，在遇到麻烦时及时地进行心情转换，避免让不良情绪开"连锁店"。那么，心理疾病就会远离我们的生活。解决心理问题的第一步关键在于正视心理问题，了解心理问题，了解心理咨询，有困惑的时候积极找专业人员进行咨询、治疗。

现在，心理问题的危害已得到了人们的普遍认可，人们也已经开始逐渐正视心理疾病。但由于心理疾病具有一定的隐蔽性，如何及时察觉它难倒了不少人。专家说，心理问题其实就是思维问题。判断自己是否存在心理问题，关键在于要了解自己的感受，自己是否感到痛苦。如果一个人一直都感到很痛苦，很长时间都调整不过来，甚至已经影响到生活，那这个人很有可能就存在着心理问题。心理问题的产生原因在于思维走进了死胡同，即一定认为是某种固定的因果关系。其实只要能换个角度或层次来看问题，问题就会迎刃而解。

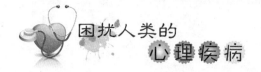
另外，家庭是社会的细胞，婚恋关系是家庭的核心。在所有情感中，家庭情感最复杂，也最难处理。婚恋关系是一种特殊的人际关系，婚恋问题的关键就在于对这种人际关系处理得不恰当。争吵是婚恋关系中的一种常见现象，但严重的话可能导致双方无法沟通。很多人为此苦恼不已，但实际上人们不明白在交往中是先有关系后有信息的。关系处理不好，信息传达不到，自然无法沟通。专家建议，要解决由婚恋关系引发的心理问题，首先要明确双方各自的沟通方式，进而对应的进行调整，避免双方沟

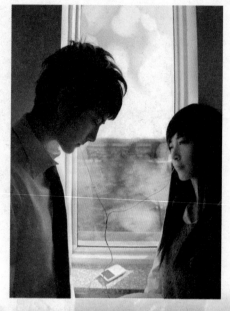

通方式的错位。比如一句话原来是这样说的，可能会伤害到对方；调整后换个角度或层次，伤人的话也许就会转为对对方的帮助。

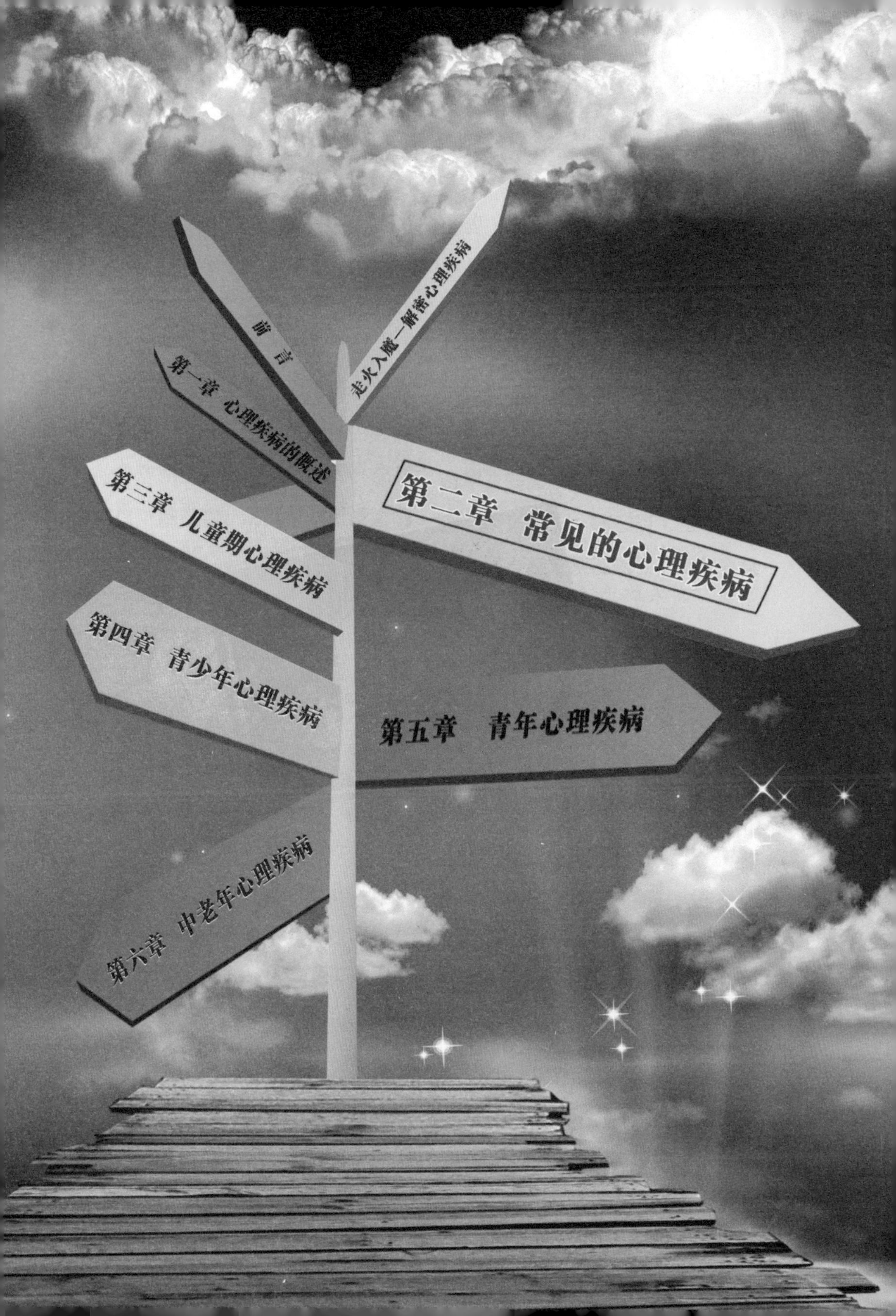

前言

走火入魔——解番心理疾病

第一章 心理疾病的概述

第二章 常见的心理疾病

第三章 儿童期心理疾病

第四章 青少年心理疾病

第五章 青年心理疾病

第六章 中老年心理疾病

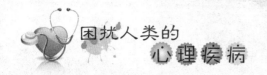

现代社会，生活节奏加快，人们承受的压力越来越大，心理方面的疾病也越来越多。我们经常看到有人因为压力大，整晚睡不着觉，而患上严重的失眠症；现代社会工作竞争激烈，处于竞争劣势的人经常会患上如抑郁症、焦虑症、自卑症等；还有一些人因受到突然的精神刺激而患上恐怖症。很多人由于承受不了巨大的精神压力，甚至选择自杀来解除痛苦。心理疾病发展的初期，症状并不明显，对人的正常工作、生活也不会起到特别明显的影响。但是如果不及时就医，等到病情严重的时候，就会给患者的工作和生活带来很大的麻烦，而且还会导致自杀或犯罪等情况的出现，给患者自己及其周边的人造成巨大伤害。本章我们就来介绍一下比较常见的几种心理疾病，帮助读者了解一下这些疾病的基本概念、症状表现以及相应的防治方法，希望读者能够从中得到启示，从而在今后的工作、生活中多关注自己及身边人的心理状态，做到心理疾病早发现、早治疗。

心理疾病分类总述

心理疾病和其他疾病一样，有轻有重，分为轻度心理疾病和严重心理疾病。

★轻度心理疾病

一般我们所说的轻度心理疾病指的是神经症，又称神经官能症，是由大脑机能活动暂时性失调而引起的心理障碍或异常，其特征为持久的心理冲突，主要表现为心理活动能力减弱，如注意力不集中、记忆力减退、学习和工作效率降低等。情绪失调，表现为情绪波动、烦躁、焦急、抑郁等，睡眠障碍，

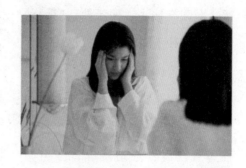

如失眠、恶梦、早醒等；有疑病性强迫观念，有各种明显的躯体不适应感，有慢性疼痛、急性头疼、腰痛，但检查不出器质性病变。

神经症包括六种病症：

①神经衰弱

表现为兴奋性增高症状、疲劳过程加速症状、植物神经功能障碍等。

②焦虑症

以焦虑情绪为主，并伴有明显的植物神经功能紊乱和运动性不安。

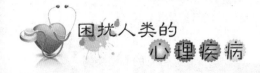
③癔症（歇斯底里）

此病起病急，可表现出多种多样的症状，有感觉和运动机制障碍、内脏器官的植物性神经机能失调以及心理异常等，常有抽搐、头痛、胸闷、心烦、委屈、肢体震颤、眨眼、摇头、面肌抽动或运动麻痹等多种不同反应。

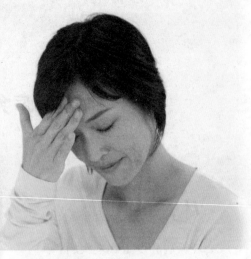

④强迫性神经症

它是以强迫观念和强迫动作为主要表现的一种神经症。常出现的强迫观念有：强迫疑虑，强迫回忆、强迫性苦思竭虑，强迫性对立思想；强迫意向和动作有：强迫意向、强迫洗手、强迫计算、强迫性仪式动作。

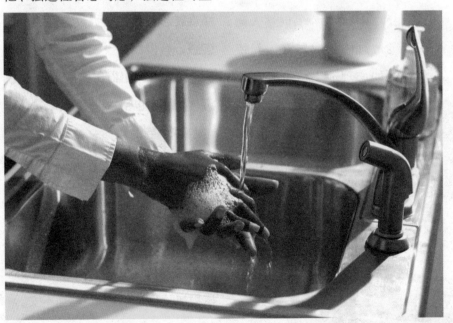

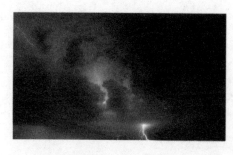

⑤恐怖症

恐怖症是指对某些事物或特殊情境产生十分强烈的恐怖感，比如社交恐怖、旷野恐怖、动物恐怖、疾病恐怖。此外，还有不洁恐怖、黑暗恐怖和雷雨恐怖等等。

⑥抑郁性神经症

抑郁性神经症表现为情绪低沉忧郁，整日闷闷不乐，自我遣责，睡眠差，缺乏食欲，通常遭受精神刺激后发病，出现难以排解的抑郁心境，对生活没有乐趣，对前途失去希望，认为自己没有用处，还会有胸闷、乏力、疼痛等症状，严重时会出现自杀观念或行为。

★严重的心理疾病

精神病是指人的整个心理机能的瓦解，心理活动各方面的协调一致遭到了严重的损害，而且机体与周围环境的关系也严重失调。精神病主要有精神分裂症、躁狂抑郁症等。精神分裂症的特点是患者基本个性的改变，并出现感知、思维、情感和行为的分裂。躁狂抑郁症是以原发性情感情绪障碍为临床表现，躁狂发作期言语明显增多、联想加快、观念飘忽、注意力不集中、情绪极端高涨、精力非常充沛、自我评价过高、行为轻率；抑郁发作期言语明显减少、感知迟钝、联想困难、思维迟缓、情绪低落、甚至出现轻生念头。

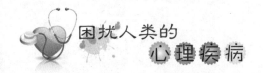
癔　症

癔症一词的原有注释为"心意病也"，也称为歇斯底里，是一种较常见的精神病。目前认为癔症患者多具有易受暗示性、喜夸张、感情用事和高度自我中心等性格特点，常由于精神因素或不良暗示引起发病。

癔症可呈现各种不同的临床症状，如感觉和运动功能有障碍，内脏器官和植物神经功能失调以及精神异常。这类症状无器质性损害的基础，它可因暗示而产生，也可因暗示而改变或消失。本病的发病年龄多数在16～30岁之间，女性远多见于男性。

癔症的表现多种多样，既

可有运动、感觉等障碍的类似神经系统疾病的症状，又可有各种内脏病变的类似各科疾病的症状，也可有短期发作的精神症状（变态心理症状）。可以说癔症的表现可以模仿临床各科的任何疾病的表现，因此极易误诊。已有许多最初诊断是癔症，而实际上是躯体疾病，因而拖延了治疗的案例教训。所以癔症在临床上要作出正确的判断，难度是较大的，特别对于临床经验缺乏者来讲，不要轻易下癔症的诊断。

癔症的第一次发作，绝大多数是在一定的精神刺激下发病的，以后遇见类似的刺激，或在病人回想起这种刺激的情况下，也可促使癔症再发。此外，癔症所出现的各种表现如感觉障碍、运动障碍、内脏病变等，其临床症状常是多变的，易通过暗示而改变病变表现的程度、范围，而且这些病变表现常不符合人的解剖生理上的特点或疾病的固有规律，而这些对于正确判断癔症是很有帮助的。

★临床表现

（1）癔症性精神障碍，又称分离型障碍

①情感爆发

患者在受精神刺激后突然出现以尽情发泄为特征的临床症状：嚎啕痛哭、又吵又闹，以极其夸张的姿态向人诉说所受的委屈和不快，甚至捶胸顿足、以头撞墙，或在地上打滚，但意识障碍不明显。发作持续时间的长短与周围环境有关。情感爆发是癔症患者最常见的精神障碍。

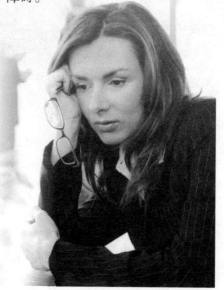

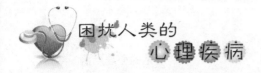

②意识障碍

意识朦胧状态或昏睡，病人突然昏倒，呼之不应，推之不动；癔症性朦胧状态，病人兴奋激动，情感丰富或有幻觉、错觉；癔症性神游症，患者表现为离家出走，到处游荡；癔症性梦行症，睡中起床，开门外出或作一些动作之后又复入睡；癔症性假性痴呆，表情幼稚，答非所问，或答案近似而不正确。

③癔症性精神病

患者表现为情绪激昂，言语零乱，短暂幻觉、妄想，盲目奔跑或伤人毁物，一般历时3～5日即愈。

④癔症性鬼神附体

常见于农村妇女，发作时意识范围狭窄，以死去多年的亲人或邻居的口气说话，或自称是某某神仙的化身，或称进入阴曹地府，说一些"阴间"的事情，与迷信、宗教或文化落后有关。

所谓"鬼神附体"是一种较为常见的癔症发作形式，偶尔也见于精神分裂及其他精神障碍。此种情况多见于好感情用事、富于幻想或具有迷信思想的人，农村妇女尤为多见。首先，病人有相信鬼神存在的思想基础，有易于接受暗示性的性格特点。在强烈的精神刺激后，在自我意识障碍的情况下，经过自我暗示如疑心鬼神会附体，或环境或他人的言语暗示，患者自称某某神仙，或死者灵魂的化身，此时病人常以这些附体者的口吻、身份讲

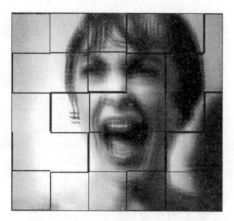

话，声调也变得特殊，讲话内容与患者当时的内心体验有关。历时可数分钟或数小时，经暗示治疗后，病人可迅速恢复其自身身份，发作过后可部分回忆发作经过。

"鬼神附体"本身仅仅是一种精神疾病的症状，是患者在强烈的情感反应下的一种病态体验，以死者、鬼神的口吻讲出她的想法和要求。只有患者本身相信鬼神的存在，他们犯病时才会出现"鬼神附体"症状。反之，不相信鬼神的人，不论怎样犯病，也不会出现这种症状。

"老牛大憋气"也是癔症的一种表现形式，占农村中癔症患者的半数，占住院癔症患者的1/5。多见于易激动、感情用事、自以为是的女青年，一旦违背了自己的愿望，达不到自己的目的或争吵失利时感到委屈而发病。表现为在有人注意的地点和场合突然倒在地上、沙发上或有依靠处，以求得同情，同时四肢无规律的乱动或四肢呈僵直不动，嘴里喊叫、骂人或做怪样，并伴屏气或深叹气、吸气。虽问之不答，但并无意识障碍和呼吸停止，患者听得见、看得到周围人的反应和举动，其发作也随之波动。发作中无大小便失禁及咬破舌头等症状，身体极少有外伤。发作时间至少半

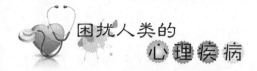

小时或数小时，多在白天、安全及人多的地方发病，不会因发病而致伤或致命。发作后行为正常，对病中情况可完全或片断回忆，过后病人常说："当时脑子是清楚的，就是自己控制不住自己"。

（2）癔症性躯体障碍，又称转换型癔症

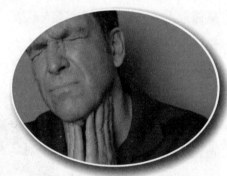

①感觉障碍

感觉缺失，患者对强烈的刺激只能轻微感觉，甚至完全没有感知，其特征是不按解剖部位分布，不能用神经病理学的知识加以解释；感觉过敏，患者对局部的触摸特别敏感，非常轻微的触摸即感到疼痛异常；感觉异常，患者感到咽喉部有异物或梗阻，好似球形物体在上下移动，但咽喉部检查却无异常发现；视觉障碍，常见者为突然失明，也有弱视、视野向心性缩小，但眼底检查正常，双瞳孔对光反射良好，患者什么也看不见，但行走时可避开障碍物；听觉障碍，在强烈的精神因素影响下，突然双耳失去听力，但来自背后的声音可引起瞬间反应，睡眠中可被叫醒，客观检查无阳性发现；心因性疼痛，在受到精神刺激后出现的剧烈头痛、背痛或躯体其他部位的疼痛，但客观检查未发现相应的器质性病变。

②运动障碍

抽搐发作：常由心理因素引起，发作时常突然倒地，全身僵直，呈角弓反张，有时呈不规则抽动、呼吸急促，呼之不应，有时扯头发、撕衣服等，表情痛苦。一次发作可达数十分钟或数小时，随周围人的暗示而变化，发作可一日多次。

瘫痪：以单瘫或截瘫多见，有时可四肢瘫；起病较急，瘫痪程度

失音：患者保持不语，常用手势或书写表达自己的意见。客观检查结果通常大脑、唇、舌、腭或声带均无器质性损害。

③躯体化障碍

以胃肠道症状为主，也可表现为泌尿系统或心血管系统症状。患者可出现腹部不适、反胃、腹胀、厌食、呕吐等症状，也可表现为尿频、尿急等症状，或表现为心动过速、气急等症状。

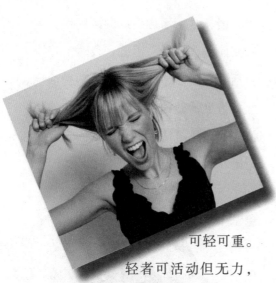

可轻可重。

轻者可活动但无力，重者完全不能活动。客观检查不符合神经损害特点，瘫痪肢体一般无肌肉萎缩，反射正常，无病理反射。少数治疗不当，瘫痪时间过久可见废用性萎缩。

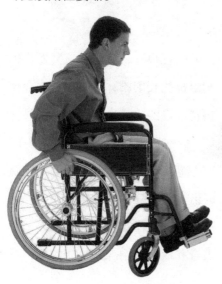

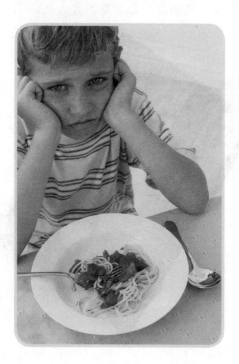

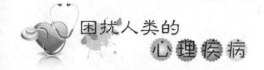
★治疗方法

因本病是在精神因素作用下急性起病的，故病程可随临床征象的不同而有所差异。情感爆发、意识障碍、抽搐发作等症状一般于短期内即可消失，但常常有再发倾向；内脏机能失调和运动、感觉症状则历时较久，且于好转后也可再发。病程的长短和能否再发还取决于病后是否正确处理。不当的处理或接受不良暗示，尤其是医务人员的不当言语，常可增加疾病的顽固性，从而使病程延长。因此，及时治疗包括心理治疗、暗示治疗及药物治疗。恰当的处理，可以使症状较快消失，而且可使疗效获得巩固，避免再发。

本病的愈后情况一般是良好

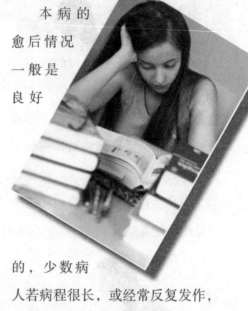

的，少数病人若病程很长，或经常反复发作，则治疗比较困难；具有明显癔症性格特征者的治疗也较困难，且易再发。极个别表现为瘫痪或内脏功能障碍的癔病患者若得不到及时恰当的治疗，导致病程迁延，可严重影响工作和生活能力，甚至可因合并症而影响寿命。

（1）心理治疗

①解释性心理治疗

让患者及其家属知道，癔症是一种功能性疾病，是完全可以治愈的，从而消除患者及其家属的种种疑虑，稳定患者的情绪，使患者及其家属对癔症有正确的认识，并积极配合医生进行治疗。引导患者认识病因及病因与治疗的关系，应给予患者尽情疏泄的机会，给予适当的安慰或鼓励。患者本身也应加强自我锻炼，用理智的态度处理所面临的一切，不要感情用事，要用积极主动的姿态去克服性格方面的缺陷。

②暗示治疗

暗示治疗是消除癔症症状，尤其是癔症性躯体障碍的有效方法。在施行暗示治疗时，一方面，治疗环境要安静，以消除环境对病人的各种不良影响。一切无关人员均要离开治疗现场，避免由于家属或周围人的惊慌态度或过分关注而使症状加重，给治疗带来困难。另一方面，医生在认真详细地询问病史以后，在接触病人并做全面检查的过程中，态度应热情沉着、自信，要对治疗充满信心，建立良好的医患关系，使病人信任医生。实践证

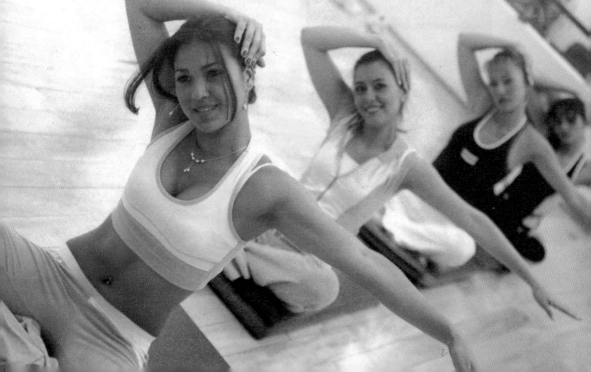

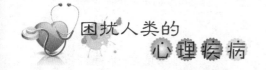

明，病人对医生信赖的程度往往是决定暗示治疗成败的关键。在言语暗示的同时，应针对症状采取相应的措施，如吸入氧气，针刺，给予注射用水或维生素C针剂肌肉注射，静脉推注钙剂及电兴奋治疗。

③催眠疗法

利用催眠时大脑生理功能的改变，通过言语施以暗示，从而达到消除癔症症状的目的。

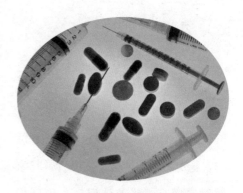

丙嗪或合用盐酸异丙嗪各25～50毫克，或安定10～20毫克，进行肌肉注射，使病人深睡，不少病人醒后症状即消失。

（3）物理治疗

中药、电针或针刺等治疗可收到较好的疗效，在治疗时如能加以言语暗示，则效果更佳。对痉挛发作、朦胧状态、昏睡状态、木僵状态的病人，可针刺人中、合谷、内关穴位，均用较强刺激或通电加强刺激；对瘫痪、挛缩、呃逆、呕吐等症状，以直流感应电兴奋治疗或针刺治疗；对失音、耳聋症等，也可用电刺激、电兴奋治疗。

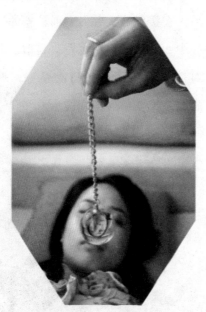

（2）药物治疗

癔症发作时，若病人意识障碍较深，不易接受暗示治疗，可用氯

抑郁症

抑郁症是一种常见的精神疾病，主要表现为情绪异常低落，兴趣减低，悲观，思维迟缓，缺乏主动性，饮食、睡眠差，担心自己患有各种疾病，感到全身多处不适，严重者可出现自杀念头和行为。患者整日忧心忡忡、愁眉不展、唉声叹气，重者还还忧郁沮丧、悲观绝望。抑郁症与正常情绪低落的区别在于：①前者在程度和性质上超越了正常变异的界限，常有强烈的自杀意向；②前者具有植物神经或躯体性伴随症状，如早醒、便秘、厌食、消瘦、性机能减退、精神萎靡等。此外，往往还伴有精神病症状或神经症的表现。

抑郁症是精神科自杀率最高的疾病。其发病率很高，几乎每7个成年人中就有1个抑郁症患者，因此它被称为精神病学中的感冒。抑郁症目前已成为全

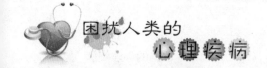

球疾病中给人类造成严重负担的第二位重要疾病，对患者及其家属造成的痛苦和对社会造成的损失是其他疾病所无法比拟的。造成这种局面的主要原因是社会对抑郁症缺乏正确的认识，偏见使患者不愿到精神科就诊。在中国，仅有2%的抑郁症患者接受过治疗，大量的病人得不到及时的诊治，病情恶化，甚至出现自杀的严重后果。另一方面，由于民众缺乏有关抑郁症的知识，对出现抑郁症状者误认为是闹情绪，不能给予应有的理解和情感支持，对患者造成更大的心理压力，使病情进一步恶化。

据统计，在患有抑郁症的病人中，约有65%～85%的人出现过自杀意念，45%～55%的人易出现自杀行为。而容易得抑郁症的人，往往不是那些穷途末路的人，而是一些在社会上地位颇高、有一定学历的人，比如工程师、教授、经理、博士等。

抑郁症的分类如下：

（1）内源性抑郁症

即有懒、呆、变、忧、虑"五征"（大脑生物胺相对或绝对不足）。

（2）隐匿性抑郁症

情绪低下和忧郁症状并不明显，常常表现为各种躯体不适症状，如心悸、胸闷、中上腹不适、气短、出汗、消瘦、失眠等。

（3）青少年抑郁症

会导致学生产生学习困难，注意力涣散，记忆力下降，成绩全面下降或突然下降，厌学、恐学、逃学或拒学。

（4）继发性抑郁症

如有的高血压患者，服用降压药后，导致情绪持续忧郁、消沉。

（5）产后抑郁症

患者特别是对自己的婴儿产生强烈内疚、自卑、痛恨、恐惧、或厌恶孩子的反常心理。哭泣、失眠、吃不下东西、忧郁是这类抑郁症患者的常见症状。

（6）白领抑郁症

患有抑郁症的青年男女神经内分泌系统紊乱，正常的生理周期也被打乱，症状多种多样，除了精神压抑、情绪低落、无所事事、爱生闷气、思虑过度、失眠、多梦、头昏、健忘等主要的精神症状外，厌食、恶心、呕吐、腹胀等消化吸收功能失调症状，月经不调、经期腹痛等妇科症状也不少见。

识别典型的抑郁症的有一个简单的方法：一个人的抑郁情绪持续两周以上，同时伴有下述 9 项症状中的任何 4 项以上就可以判断其为抑郁症：

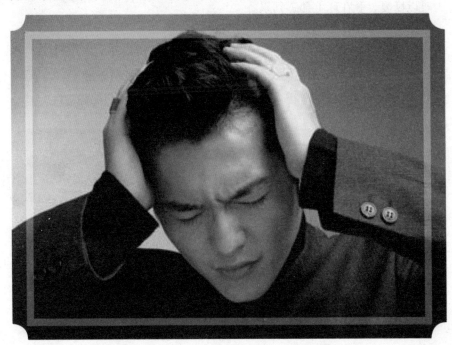

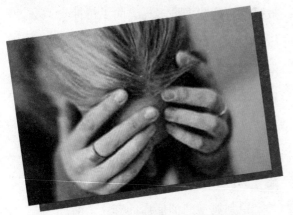

（1）兴趣丧失或无愉快感，感到没有任何事情能够使他们高兴起来。

（2）精力减退或持续疲乏，体力难以恢复，躺在床上都感到累。

（3）活动减少或动作迟滞，一天的大部分时间只想在床上度过。

（4）过分自责或内疚，为自己过去一些微小的过失责备自己。

（5）联想困难或注意力不能集中，感到大脑犹如停滞了一样。

（6）反复出现轻生的想法或行为。

（7）失眠或早醒，早上抑郁情绪突出。

（8）体重降低或食欲下降，甚至拒食。

（9）性欲下降，甚至全无。

这些症状持续两周以上，基本没有办法正常的生活、学习，人际交往受到严重影响，缺乏主动性，很少有求医的欲望，必须用药来治疗。抑郁症对我们产生的影响很严重，我们应该积极主动接受治疗。而且抑郁症的表现轻重不一，症状不一样，它的治疗方法也不一样。常用的治疗方法有：药物治疗、电休克治疗、睡眠剥夺治疗。

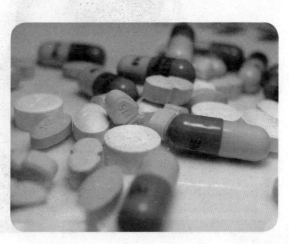

焦虑症

焦虑症即通常所称的焦虑状态，全称为焦虑性神经官能症，是一种具有持久性焦虑、恐惧、紧张情绪和植物神经活动障碍的脑机能失调，常伴有运动性不安和躯体不适感的精神科疾病。焦虑症以广泛性焦虑症（慢性焦虑症）和发作性惊恐状态（急性焦虑症）为主要临床表现，常伴有头晕、胸闷、心悸、呼吸困难、口干、尿频、尿急、出汗、震颤和运动性不安等症，其焦虑并非由实际威胁所引起的，或其紧张惊恐程度与现实情况很不相称。

焦虑症与正常焦虑情绪反应不同：第一，它是无缘无故的、没有明确对象和内容的焦急、紧张和恐惧；第二，它是指向未来的，似乎某些威胁即将来临，但是病人自己说不出究竟存在何种威胁或危险；第三，它持续时间很长，如不进行积极有效的治疗，几周、几月甚至数年迁延难愈。最后，焦虑症除了呈现持续性或发作性惊恐状态外，还同时伴多种躯体症状。

其实，一些精神病症也可能产生焦虑症状，如精神分裂症、强迫症等精神疾患。这类疾病的焦虑症状只是其症状之一，这类焦虑症状在临床上的症状和精神病学上与单纯的焦虑症没有本质的区别，在治疗上也许比单纯的焦虑症要复杂，因为在治疗其焦虑症状的同时，还要治疗此类患者的其他症状。

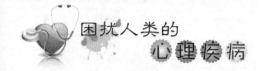
★病症表现

焦虑症是一种有显著与持续的心理与身体焦虑症状的状态，且非其他疾病造成的。其病症可分为持续症状（广泛性焦虑症）与阵发症状两类。后者又再分成因在特殊状态下阵发的焦虑（恐惧焦虑症）和任何情况下都可能发生的焦虑（惊恐障碍）。恐惧焦虑症又再分成特定对象恐惧症，社交恐怖症和广场恐惧症。

患者的情绪表现得非常不安与恐惧，患者常常对现实生活中的某些事情或将来的某些事情表现得过分担忧，有时患者也可以无明确目标地担忧。这种担心往往是与现实极不相称的，使患者感到非常痛苦。还伴有植物神经亢进、肌肉紧张等植物神经紊乱的症状。

焦虑症的病前性格大多为胆小怕事、自卑多疑、做事思前想后、犹豫不决、对新事物及新环境不能很快适应。发病原因为精神因素，如处于紧张的环境不能适应，遭遇不幸或难以承担比较复杂而困难的工作等。

正常人在面对困难或有危险的任务，预感将要发生不利的情况或危险发生时，可产生焦虑（一种没有明确原因的、令人不愉快的紧张状态），这种焦虑通常并不构成疾病，是一种正常的心理状态。焦虑并不是坏事，焦虑往往能够促使你鼓起力量，去应付即将发生的危机（或者说焦虑是一种积极应激的本能）。只有当焦虑的程度及持续时间超过一定的范围时才构成焦虑症状，这会起到相反的作用——妨

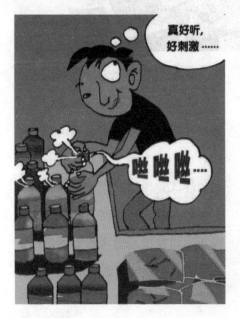

真好听，好刺激……

碍人应付、处理面前的危机，甚至妨碍正常生活。可能在大多数时候、没有什么明确的原因就会感到焦虑，事实上什么都干不了。焦虑症状也见于情感性精神病、精神分裂症、强迫性神经症、癔症、器质性意识模糊状态、甲状腺机能亢进等。所以广义的"焦虑症"是很大一类障碍的总称，还包括强迫症、恐怖症、惊恐症、创伤后障碍等等。这里所说的焦虑症是狭义的，在正式诊断中称为一般性焦虑症。目前认为，只有焦虑的原因不明显或和程度不相称，焦虑症状很突出而其他症状也不明显，且延续时间较长时才诊断为焦虑症。

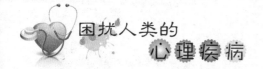
★治疗方法

（1）明确诊断

有许多身心疾病可呈现焦虑症状，因此治疗前必须做好检查和进行必要的心理测定工作，排除继发性焦虑反应的各种原因。明确诊断，是本病得到合理治疗、取得满意疗效的先决条件。其实，焦虑是一种正常人常见的情绪反应，事出有因的焦虑情绪，不能视为疾病。许多病人患病后出现疾病心理反应，亦可呈现严重焦虑情绪，因此必须正确识别，加以排除。

（2）药物治疗

抗焦虑剂为首选药物。常用药物为舒乐安定、佳静安定和氯硝基安定等。但是，本病使用精神性药物，其剂量和服药方式很有讲究，必须在专科医生指导下服用。

（3）物理治疗

经颅微电流刺激疗法是一种与传统药物治疗、电抽搐治疗完全不同的治疗方法，是通过低强度微量电流刺激大脑，改变患者大脑异常的脑电波，促使大脑分泌一系列与焦虑、抑郁、失眠等疾病存在密切联系的神经递质和激素，以此实现对这些疾病的治疗。

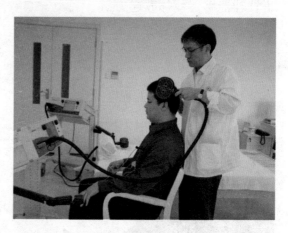

（4）心理治疗

焦虑症是一种神经症类型，在诊治过程中必须重视心理治疗，作好心理转化工作，调动病人的主观能动性。简单的对症服药治疗效果不好，这一点务必注意。到药店买药治疗与在门诊医生指导下治疗，两者的效果和心理影响是不同的。

失眠症

失眠，指无法入睡或无法保持睡眠状态，导致睡眠不足，又称入睡和维持睡眠障碍，祖国医学又称其为"不寐""不得眠""不得卧""目不瞑"，是以经常不能获得正常睡眠为特征的一种病症，为各种原因引起入睡困难、睡眠深度或频度过短(浅睡性失眠)、早醒及睡眠时间不足或质量差等。适当服用催眠药是解决失眠问题的成功方法。避免失眠还应少喝妨碍睡眠的咖啡和茶，同时也要少喝酒。

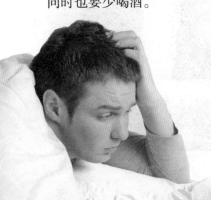

★失眠表现

（1）入睡困难。

（2）不能熟睡，睡眠时间减少。

（3）早醒，或醒后无法再入睡。

（4）频频从恶梦中惊醒，自感整夜都在做恶梦。

（5）睡过之后精力没有恢复。

（6）发病时间可长可短，短者数天可好转，长者持续数日难以恢复。

（7）容易被惊醒，有的对声音敏感，有的对灯光敏感。

（8）很多失眠的人喜欢胡思

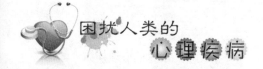

乱想。

（9）长时间的失眠会导致神经衰弱和抑郁症，而神经衰弱患者的病症又会加重失眠。

失眠会引起人的疲劳感、不安、全身不适、无精打采、反应迟缓、头痛、注意力不能集中，它的最大影响是精神方面的，严重一点会导致精神分裂和抑郁症、焦虑症、植物神经功能紊乱等功能性疾病，以及各个系统的疾病，如心血管系统、消化系统等等。

★失眠分类

（1）短暂性失眠（小于一周）

大部分的人在经历压力、刺激、兴奋、焦虑、生病时，至高海拔的地方，或者睡眠规律改变时（如时差、轮班的工作等）都会有短暂性失眠障碍。这类失眠一般会随着事件的消失或时间的拉长而改善，但短暂性失眠如处理不当则会导致部分人慢性失眠。

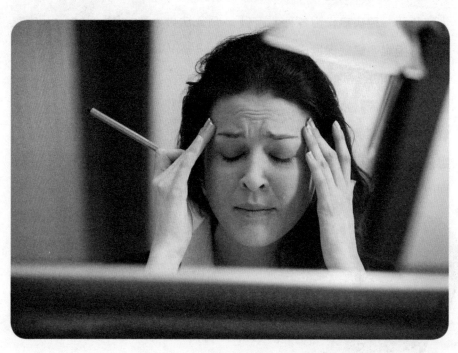

短暂性失眠主要治疗原则为间歇性使用低剂量镇静安眠药或其他可助眠之药物，如抗忧郁剂和好的睡眠卫生习惯。

（2）短期性失眠（一周至一个月）

严重或持续性压力，如重大身体疾病或开刀，亲朋好友的过世，严重的家庭、工作或人际关系问题等都可能会导致短期性失眠。这种失眠与压力之间有明显的相关性。

这类失眠的治疗原则为短期使用低量镇静安眠药或其他可助眠之药物如抗忧郁剂和行为治疗（如肌肉放松法等）。这类短期性失眠如果处理不适当也会导致慢性失眠。

（3）慢性失眠（大于一个月）

慢性失眠亦可维持数年之久，有些人面对压力（甚至仅仅为正常压力）时，就会失眠，就像有的人容易得慢性胃炎或偏头疼一样，已经形成了一种对压力的习惯性模式。临床将慢性失眠分为原发性失

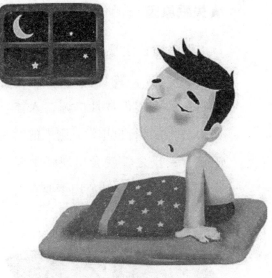

眠和继发性失眠。

①原发性失眠。原发性失眠是一种无法解释的、长期或终生存在的频繁的睡眠中断、短睡，伴有日间疲劳、紧张、压抑和困倦。除其他内在原因和环境干扰的因素以外，部分患者可能有失眠的家族史。

②继发性失眠。由疼痛、咳嗽、呼吸困难、夜尿多、心绞痛和其他的躯体疲劳和症状引起的失眠。许多新陈代谢疾病也可以引起睡眠结构的改变，干扰正常的睡眠。

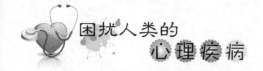
★失眠原因

失眠病位主要在心，并涉及肝、脾（胃）、肾三脏。机体诸脏腑功能的运行正常且协调，人体阴阳之气的运行也正常，则人的睡眠正常；反之，就会出现睡眠障碍——失眠。失眠的原因主要有以下几种：

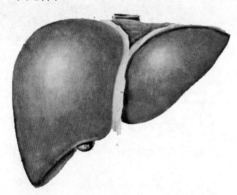

（1）因身体疾病造成的失眠

会引起失眠的身体疾病有心脏病、肾病、哮喘、溃疡病、关节炎、骨关节病、肠胃病、高血压、睡眠呼吸暂停综合征、甲状腺功能亢进、夜间肌阵挛综合征、脑疾病等。

（2）因生理造成的失眠

环境的改变，会使人产生生理上的反应，如乘坐车、船、飞机时睡眠环境的变化，卧室内强光、噪音、过冷或过热都可能使人失眠。有的人对环境的适应性强，有的人则非常敏感、适应性差，环境一改变就睡不好。

（3）心理、精神因素导致的失眠

心理因素如焦虑、烦躁不安或情绪低落、心情不愉快等，都是引起失眠的重要原因。生活的打击、工作与学习的压力、未遂的意愿及社会环境的变化等，都会使人产生心理和生理反应，导致神经系统的功能异常，造成大脑的功能障碍，从而引起失眠。

（4）服用药物和其他物质引起的失眠

服用中枢兴奋药物可导致失眠，如减肥药苯丙胺等；长期服用安眠药，如一旦戒掉，也可能出现戒断症状——睡眠浅、噩梦多。

另外，茶、咖啡、可乐类饮料等含有中枢神经兴奋剂——咖啡

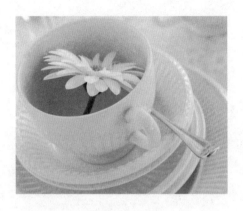

（5）对失眠的恐惧引起的失眠

有的人对睡眠的期望过高，认为睡得好，身体就百病不侵；睡得不好，身体上就容易出各种毛病。这种对睡眠的过分迷信，增加了睡眠的压力，容易引起失眠。

其实人难免有睡不好的时候，但有的人对这种暂时性的睡不好及其对身体的影响过于担心，一想到睡觉，就会条件反射地恐惧，老想着一定要睡好，反而使人更难入睡。这样就会形成害怕失眠—致力于睡眠—失眠—更害怕失眠的恶性循环。长此以往，很可能演变成慢性失眠。

碱，晚间饮用这类饮料可引起失眠；酒精干扰人的睡眠结构，使睡眠变浅，一旦戒酒也会因戒断反应而引起失眠。

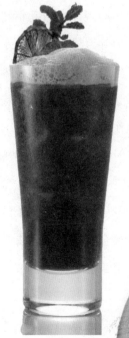

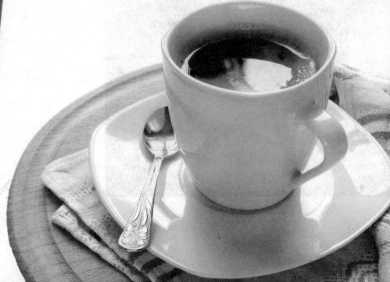

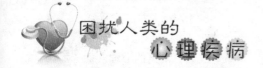
★失眠治疗

（1）心理治疗

①一般的心理治疗

通过解释、指导，使患者了解有关睡眠的基本知识，减少不必要的预期性焦虑反应。

临床实践证明，很多失眠患者是因为工作上的不顺心、学习上的压力、家庭关系的紧张、经济上的重负、爱情受挫、人际矛盾、退休后生活单调、精神空虚等原因所致。而对由心理因素引起的失眠来

说，药物及其他疗法只是一种症状治疗，一种辅助措施，唯有心理治疗才能更好地解决问题。失眠是许多原因引起的一个症状，可以是躯体疾病伴发的症状，也可能因为不良生活习惯、环境因素引起，也可能是心理因素。从临床来看，由生理因素、疾病因素、药物因素及饮食因素所致者的病例数远远少于由心理因素所致病的病例数。在很多情况下，失眠的始发与维持往往与心理因素有关。比如生活事件带来心理冲突，心理冲突引起情绪压力，情绪压力导致生理警醒水平升高，从而发生失眠。如果刺激因素持久存在，或者当事人不能从心理上有效地作出适应，则失眠会迁延下去。平时应注重失眠的心理护理，主要有以下几种方式：

一是保持乐观、知足长乐的良好心态。对社会竞争、个人得失等有充分的认识，避免因挫折致心理失衡。

二是建立有规律的一日生活制

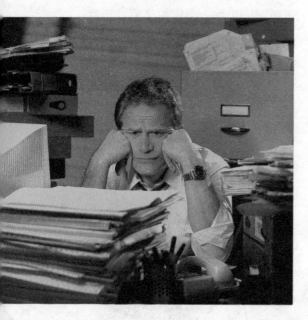

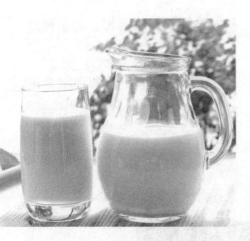

度，保持人的正常睡-醒节律。

三是创造有利于入睡的条件反射机制。如睡前半小时洗热水澡、泡脚、喝杯牛奶等，只要长期坚持，就会建立起"入睡条件反射"。

四是白天适度的体育锻炼，有助于晚上的入睡。

五是养成良好的睡眠卫生习惯，如保持卧室清洁、安静、远离噪音、避开光线刺激等；避免睡觉前喝茶、饮酒等。

六是自我调节、自我暗示。可玩一些放松的活动，也可反复计数等，有时稍一放松，反而能加快入睡。

七是限制白天睡眠时间，除老年人白天可适当午睡或打盹片刻外，应避免午睡或打盹，否则会减少晚上的睡意及睡眠时间。

八是床就是睡觉的地方，不要在床上看书、看电视、工作。平时要坚持定时休息，晚上准时上床睡觉、早上准时起床的生活卫生习惯。

另外，对于部分较重的患者，应在医生指导下，短期、适量地配用安眠药或小剂量抗焦虑、抑郁剂。这样可能会取得更快、更好的治疗效果。

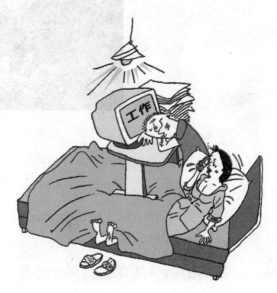

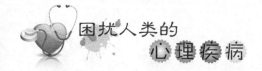
②催眠疗法

催眠疗法治疗失眠是应用一定的催眠技术使人进入催眠状态，并用积极的暗示控制病人心身状态和行为的一种心理治疗方法，通过正性意念来消除焦虑、紧张、恐惧等负性意念。从催眠最初发展开始，它就被用来进行生理、心理疾病的治疗，所以它的应用十分广泛。催眠疗法也被广泛应用于失眠症的治疗。

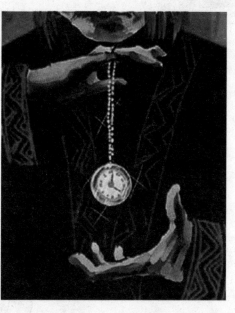

要想拥有安稳的睡眠，必须内心安宁平和。多数失眠者患的是"失眠担心症"，开始时是偶然事件造成的偶然睡不着，后来则是因为担心失眠而导致失眠，越失眠就越担心，越担心就越失眠，形成了恶性循环并深陷其中无法自拔。催眠治疗就是要消除这种紧张担心的条件反射。

治疗在温馨舒适的环境中进行，伴随着优美的音乐，治疗师一方面用专业轻柔的语言，引导来访者进入深度放松状态，一方面引导其体验深度放松的感觉，让来访者在意识清醒状态下真切地触摸到入睡的感觉，并学习掌握跟这种入睡感觉建立连接的方法，使来访者对入睡建立信心，消除对失眠的焦虑。对于担心失眠者来说，只要消除了紧张担心的感觉和条件反射，内心安宁了，睡眠自然就正常了。

催眠疗法对失眠有非常高的疗效。在催眠师语言的诱导下，能使患者达到全身乃至心灵深处的放松。催眠师的循循诱导，能使患者

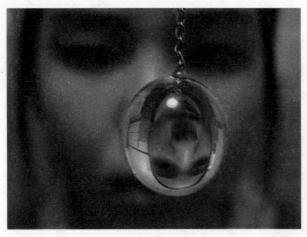

P物质和去甲肾上腺素释放，使全身血管收缩，气滞血淤，各种身心疾病由此产生；而人在喜悦、大笑、回忆幸福的体验时，会有大量的脑啡肽分泌出来，这种脑啡呔的止痛能力超过自然吗啡的200倍之多，是人体内部主要的止痛系统。如果在催眠状态下不断地强化积极情感、良好的感觉以及正确的观念，消除焦虑紧张等消极情绪，人脑中枢神经也会分泌大量的脑啡肽，不但有止痛作用，而且能让人内心感到安祥宁静，从而改善睡眠质量。

摆脱所有影响睡眠的症结；再通过一针见血的语言指令，使一切造成压力、紧张、不安、挫折的因素得以宣泄。深层的病因被催眠师消除，患者便能体验到心身放松的快感和愉悦。只要经常体验这种松弛状态，那么恢复正常的睡眠功能就指日可待了。

身体疾病导致的失眠也可通过催眠疗法进行辅助治疗。潜意识对调节和控制人体的内分泌、呼吸、消化、血液循环、免疫、物质代谢等方面均起着很大作用。身体与心灵是一体的，当内心充满了焦虑紧张等消极情绪时，体内会有大量的

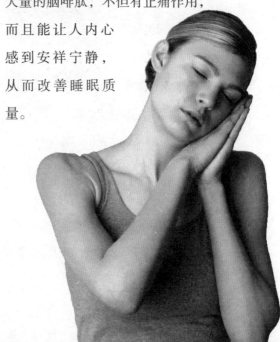

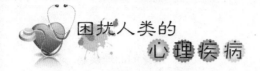

（2）药物治疗

① 法国婉香年华活肤蛋白。

② 抗抑郁剂。如米安色林、阿米替林、多塞平、马普替林等。

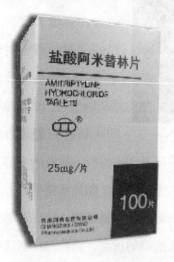

临床研究显示，采用中西药进行综合治疗，如采用安定类西药与中药制剂进行联合治疗，可取得快速、理想的疗效。

（3）物理治疗

① 经颅微电流刺激疗法（Cranial electrotherapy stimulation，简称CES）；② 使用安思定（alpha–stimscs）仪器治疗。

（4）中药治疗

中药李氏灵坤膏，采用的是穴位针对性疗法，是结合了针灸与药物的原理，药贴内含医用磁粉加纯中药提取物制剂而成，具有调节机体紊乱，使之趋于正常的功能。有良好的辅助睡眠作用和补中、益精、强意志等功效，可以调理内分泌失调、疏肝解郁等，具有理想的康复疗效。

（5）其他治疗

① 生物反馈。

可加强自我放松训练，对于减轻焦虑情绪有效。

② 体育锻炼。

适当体育锻炼，增强体质，加重躯体疲劳感，对睡眠有利；但运动量不宜过大，过度疲劳反而影响睡眠。

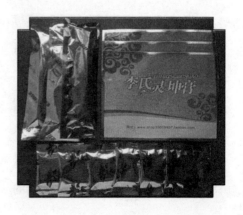

③调整生活习惯，如取消或减少午睡，养成按时睡眠的习惯。

★失眠预防

如果以每天睡眠8小时计算，人的一生有三分之一的时间都是在睡眠中度过的。睡眠的好坏，与人的心理和身体健康息息相关。睡眠有以下四要素，对睡眠的质量影响很大。

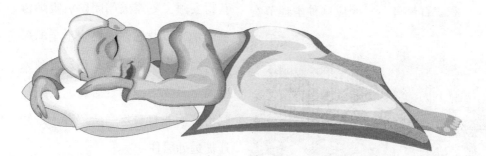

（1）睡眠的用具

无论是南方的床，还是北方的炕，在安放或修造时，都应南北顺向，人睡时头北脚南，使机体不受地磁的干扰。铺的硬度宜适中，过硬的铺会使人因受其刺激而不得不时常翻身，难以安睡，睡后周身酸痛；枕高一般以睡者的一肩（约10厘米）为宜，过低易造成颈椎生理骨刺。在夏季，枕头要经常翻晒，以免让病菌进入口鼻，肺系疾病增多。

（2）睡眠的姿势

有心脏疾患的人，最好多右侧卧，以免造成心脏受压而增加发病机率；脑部因血压高而疼痛者，应适当垫高枕位；肺系病人除垫高枕外，还要经常改换睡侧，以利痰涎排出，胃见胀满和肝胆系疾病者，以右侧位睡眠为宜；四肢有疼痛处者，应力避压迫痛处而卧。总之，选择舒适、有利于病情的睡位，有助于安睡。

（3）睡眠的时间

睡眠时间一般应维持7至8小时，但不一定强求，应视个体差异

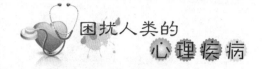

而定。入睡快而睡眠深、一般无梦或少梦者，睡上6小时即可完全恢复精力；入睡慢而浅睡眼多、常多梦恶梦者，即使睡上10小时，仍难精神清爽，应通过各种治疗，以获得有效睡眠，只是延长睡眠时间对身体有害。由于每个人有不同的生理节奏，在睡眠早晚的安排上要因人而异。事实上，不同生理节奏使睡眠出现两种情况，即"夜猫子"和"百灵鸟"。顺应这种生理节奏

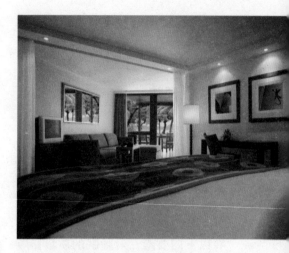

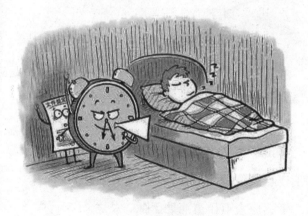

有利于提高工作效率和生活质量，反之，则对健康不利。

（4）睡眠的环境

睡眠的好坏，与睡眠环境关系密切。在15℃~24℃的温度中，可获得安睡。冬季关门闭窗后吸烟留下的烟雾以及逸漏的燃烧不全的煤气，会使人不能安睡。在发射高频电离电磁辐射源附近居住、长期睡眠不好而非自身疾病所致者，最好迁徙远处居住。

综上所述，人们若能掌握科学睡眠的四要素，则能有效地提高睡眠质量，以更充沛的精力投入工作。科学睡眠，是现代生活对人们提出的新更求。

自卑症

自卑心理是一种不良心理，表现为：对自己缺乏正确认识，在交往中缺乏自信（主要因素）；办事无胆量，畏首畏尾；随声附和，没有自己的主见；一遇到有错误的事情就以为是自己的问题。自卑，顾名思义，就是自己瞧不起自己，是一种消极的情感体验。在心理学上，自卑属于性格的一种缺陷，表现为对自己的能力和品质评价过低。自卑和自满正好是两种完全相反的心理品质，却又都是年青人常有的心理表现。

自卑的前提是自尊，当人的自尊需要得不到满足，又不能恰如其分、实事求是地分析自己时，就容易产生自卑心理。一个人形成自卑心理后，往往从怀疑自己的能力变

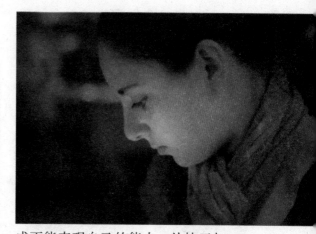

成不能表现自己的能力，从怯于与人交往变成孤独地自我封闭；本来经过努力可以达到的目标，也会因认为"我不行"而放弃追求。他们看不到人生的光华和希望，领略不到生活的乐趣，也不敢去憧憬美好的明天。

通过分析总结，我们发现产生自卑心理的原因主要有以下这些：

（1）自我认识不足，过低评

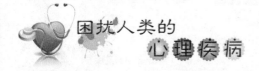

估自己。

（2）家庭经济因素。

（3）与成长经历特别是童年经历有关。

（4）个人的性格特点，意志品质。

自卑给我们带来了很多的困惑，那么如何治疗自卑呢？可以通过下面这些途径：

（1）认知法

认知法就是通过全面、客观的认识，辩证地看待别人和自己。

（2）作业法

自卑感往往是在表现自己的过程中，由于受到挫折，对自己的能力发生怀疑而造成的。有此心理的人，不妨多做一些力所能及、把握较大的事情，一举成功后便会感到一份喜悦，每一次成功都会强化自信心。

（3）补偿法

正确地补偿自己。补偿法即通过努力奋斗，以某方面的成就来补偿自己自身的缺陷。生理上的补偿现象，如盲人尤明、聋者尤聪，这是大家常见的。其实，人还有心理上、才能上的补偿能力，勤能补拙、扬长补短，说的就是这个道理。

（4）领悟法

其要点是在心理老师的帮助下，通过自由联想和对早期经历的回忆，分析找出导致自卑的深层原

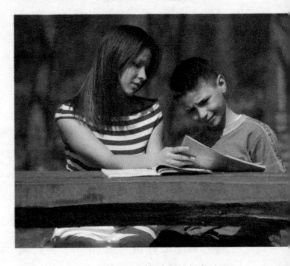

因。经过心理分析，使求助者领悟到，一个人之所以有自卑感，并不是自己的实际情况很糟，而是潜藏于意识深处的症结使然。自卑者会发现被过去生活中的阴影影响今天的心理状态是没有道理的，从而使他们有豁然开朗之感并最终从自卑

的阴影中解脱出来。

（5）暗示法

暗示法就是个人通过积极的自我暗示、自我鼓励，进行自助的方法。

（6）成功性格训练法——自我训练

有自卑心理的人常常在性格上表现出不当之处，如内向，不与人交往，敏感多疑等，为此我们不妨进行一下成功性格的训练。其具体做法如下：

第一，随意找到四个你的熟人，问他们对你的印象如何，确定你是否喜欢他们的回答，判断你为什么喜欢或不喜欢留给别人的那种印象。

第二，确定一下，如果你是一名演员的话，愿意扮演什么角色，以及你为什么喜欢这个角色。

第三，选择任何一个你所崇拜的人，列出他身上那些使你崇拜的特征和品质。

第四，把第二和第三综合为你自己所选择的性格。

第五，改变你的形象、行为和个性中你所不喜欢的东西，强化你所喜欢的东西。

第六，去表现你的新个性。

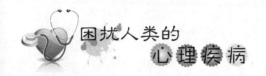

怯场症

怯场一般是由于情绪过分紧张所致。在紧张情绪状态下，人的大脑皮层中形成了优势兴奋中心，从而使记忆中枢的内容处于被抑制状态，具体表现是回忆不起熟悉的知识。怯场心理属于一种情境焦虑。我们可以通过以下心理调控方法，摆脱焦虑，解除这种被抑制状态。调控方法如下：

（1）语言调节法

即自我暗示法。具体做法是通过一些有激励作用的内部语言，使积极意识潜入自我意识，直接对自己的思想、情绪产生作用。

（2）转移注意法

在考试中遇到较难或没有见过的问题或题型时，应先采取主动的注意迁移，减少焦虑，回避这个一时解答不了或暂时回忆不起来的问题，当其他问题解答完之后再回过头来"重新"思考回避的问题。

（3）呼吸调节法

采用这种方法可以消除杂念和干扰。当自我感觉十分紧张时，有意识控制自己的情绪。具体做法是，脚撑地，两臂自然下垂，闭合双眼，把注意力集中在呼吸上，静听空气流入、流出时发出的微弱声音。然后，以吸气的方式连续从1数到10，每次吸气时，注意绷紧身体，在头脑中反应出数字，在呼气时说"放松"，并在头脑中再现"放松"这个词，这样连续数下去。

常见的怯场中以考试怯场最为严重，下面我们就谈谈如何避免考试怯场症。

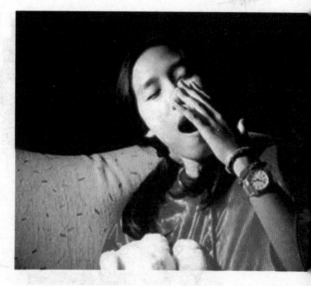

（1）调整动机

有关心理专家研究指出，动机的强度与应试能力之间呈现"U"字形的关系：动机过弱，把考试看得无所谓，当然不能激发积极的考试行为；但动机过强，把考试看得过分重要，要求自己必须得多少分，反而会影响考试情绪的正常发挥。

（2）消除疲劳

有的考生习惯于考前开夜车，搞得人很疲劳，这是一种不科学的应试方法。而且，人在疲劳状态下，容易出现种种引起大脑迟钝的生理反应，这些都会加重怯场现象的发生。因此，考前一定要注意加强营养，保持正常的饮食和睡眠，避免过度的紧张和劳累，以便能够养精蓄锐，迎接考试。

（3）要有自信

考试之前，要全面系统地认真复习，弄清不懂的问题，不打无准备之仗。要从容不迫、豁达开朗，多想自己是全面系统复习了的，自己有把握考好；多想老师、父母、亲友鼓励自己的话等等，从而抑制考试的紧张心理，产生积极情绪，提高大脑的工作效率。

（4）自我暗示

暗示语要具体、简短和肯定，

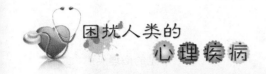

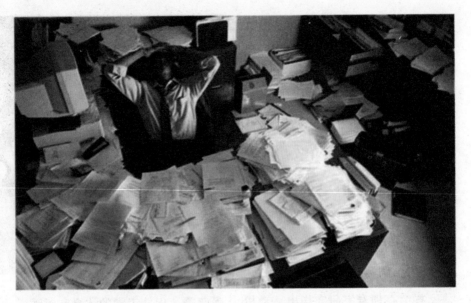

如："我早就准备好了，就等这一天""我喜欢考试，喜欢同别人比高低""我今天精神很好，头脑清醒，思维敏捷，一定会考出好成绩"等。把这些暗示语通过听觉渠道和言语渠道反馈给大脑皮层的相应区域，形成一个多渠道强化的兴奋中心，这样就能有效地抑制紧张情绪。

（5）转移刺激

我们都有这样的体会：有时明明知道试题的答案，由于紧张，一时想不起来，可事后不加思索，正确答案也会"油然而生"。这种现象在心理学上叫"舌尖现象"。遇到"舌尖现象"，最好是把回忆搁置起来，去解其他问题，等抑制过去后，需要的知识经验往往会自然出现。比如考试时，如果一时想不起某道试题的答案，可以暂停回忆，转移一下注意力，先解决其他题目，过一定的时间后，所需要的答案可能就回忆起来了。

强迫症

强迫性神经症，简称强迫症，以反复的持久的强迫观念和强迫动作为主要症状。这些症状出于病人内心，但不是被体验和自愿产生的，而是病人不愿意想的。强迫症状非病人意愿但却难以摆脱及控制，使病人感到焦虑和痛苦。强迫症状包括强迫思维、强迫意向、强迫行为等。有的强迫症状与精神因素有联系，内容并不荒诞离奇，病人自知力存在，无其他精神病和明显的精神衰弱性格特征。

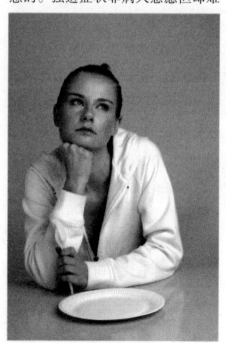

★临床表现

（1）强迫观念

①强迫怀疑

患者对自己言行的正确性反复产生怀疑，既而产生强迫性检查行为。如出门后怀疑是否关好门窗，写信是否写错地址等，为此而反复检查。

②强迫性穷思竭虑

患者对日常生活中的一些事情

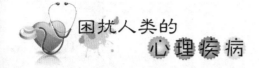

或自然现象反复思索、追根溯源，明知毫无意义但无法控制，其思维经常纠缠在一些缺乏实际意义的问题上而不能摆脱。这一症状在青少年中才可以看到，如经常想"为什么把桌子叫桌子而不叫椅子""为什么一加一等于二却不等于三"等缺乏实际意义的问题。

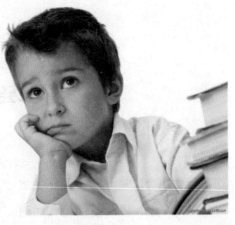

③强迫联想

患者脑子里出现、听到或看到某一观念或某一句话，便不由自主地联想起另一个观念或词句。

④强迫回忆

患者对经历过的事件，不由自主地在意识中反复回忆，虽自知无此必要，但无法自控。有时强迫回忆和强迫怀疑可同时出现，患者在强迫回忆时怀疑自己回忆有错又不得不从头想起，加重其不安和痛苦；有时患者表现为发呆，实际上是在想，若被打断或认为想得不对时，就得从头再想起，因怕人打扰而表现出烦躁、躲避人等退缩性表现。

⑤强迫记数

病人对一定形状的物品进行强迫性记数，虽自知无此必要但不能自控。

⑥强迫情绪

强迫情绪指病人对某些事物担心或恶心，明知不对却无力自拔。如担心自己会伤害人，会说错话，会做出不理智的行为或担心自己受到细菌污染等。

⑦强迫意向

患者反复体验到想要做某种违背自己意愿的动作或行为的强烈内心冲动。尽管病人明知这是荒谬的想法，自己也不会如此做，但却无法摆脱这种内心冲动。如抱着孩子走在河边，出现将小孩扔进河里的意向等。

⑧强迫对立观念

患者脑子里经常出现与现实相对立的观念，这种常是违反通常道德准则的内容，为此患者感到紧张、害怕不安但又偏偏不能排除，有时甚至有脱口而出的冲动，如骂粗话等。

⑨强迫表象

强迫表象指头脑中反复呈现形象性的内容，如生殖器、色情等形象。

⑩强迫意向

强迫意向又名强迫冲动，是一种强有力的内在驱使，是一种会通过行动将想法付诸于实施的冲动感。这类冲动常常是伤害性的，如杀妻灭子、捣毁物品、跳跃飞驶的汽车；或产

生十分不和时宜的冲动，如在大庭广众之下脱掉自己的裤子之类，此时患者常伴有强烈的恐惧和不安。

（2）强迫行为

强迫行为往往是患者为减轻强迫观念而引起的焦虑而不由自主地采取的一些顺从性行为，如：

①强迫检查

为减轻强迫怀疑所引起的焦虑而采取的行为。

②强迫询问

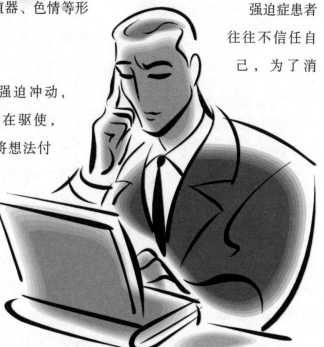

强迫症患者往往不信任自己，为了消

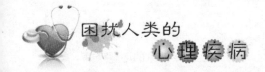
除疑虑或究思竭虑所带来焦虑，往往对他人进行询问或要求他人反复地不厌其烦地予以解释或保证。

③强迫性清洗

为了消除受到细菌或脏物污染的担心而反复多次地洗手、洗澡或洗衣服。有的病人反复多次用肥皂洗手，以致造成手背皮肤皲裂或破损，但仍要如此反复洗手，否则会出现十分严重的焦虑或担心。

④强迫性意识动作

强迫性意识动作指病人完成一系列的复杂动作行为或重复出现某些动作，以消除或减轻由强迫观念引起的焦虑或不安。如患者出门时必须先前进两步，然后再向后退一步，如此反复做数次才可以出门。有人把强迫性计数也归入此类。有些患者因强迫性意识动作而导致行动迟缓，例如早晨起床时，反复穿脱衣服多次，直至病人自己感到满意为止。但是这样就耽搁了时间，导致误工或迟到。

应该注意的是，某些慢性病程

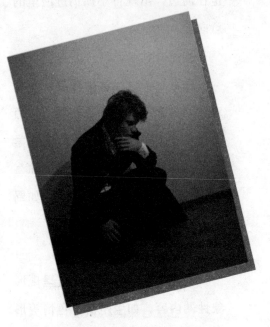

的强迫症患者往往通过某些意识性的动作行为来消除焦虑，久而久之成为习惯性动作，而强迫的表现却逐渐消失，这时病人便不会再感到苦恼。

另外，强迫症患者的智力水平正常或一般较好，平时比较安静，好思考，儿时家庭严厉管束较多。他们可能在某些突然事件下急性发病，有的会在长期过分紧张疲劳下缓慢起病。但大约2/3起病缓慢，病程相对较长，病状时轻时重。

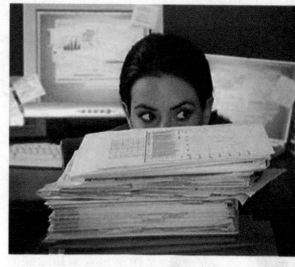

★治疗方法

（1）心理动力学的治疗

心理动力学派的治疗强调通过顿悟、改变情绪经验以及强化自我的方法去分析和解释各种心理现象之间的矛盾冲突，以此达到治疗的目的。在治疗的过程中大量地运用阐释、移情分析、自我联想以及自我重建技术。

（2）行为治疗

在对强迫症的认识上，行为治疗分为两个基本的流派。第一种观点认为具有强迫症的人是借助各种行为和仪式动作来缓解焦虑，称为"驱力降低模型"。依照这个模型，治疗者主要集中于通过激发可以减少焦虑的情境来消除不适当行为与仪式动作。第二种观点是基于操作模型而建立的，强调对强迫行为的后果进行调节，因此治疗者会在这个模型中大量运用惩罚和示范学习的手段。

（3）家庭人际关系治疗

此种方法强调人际关系的因素，避免单纯研究孤立的个人行为。这种思想注重研究行为问题的整体意义，它强调在治疗患者的同时，也为患者的家庭成员提供咨询。

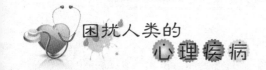
疑病症

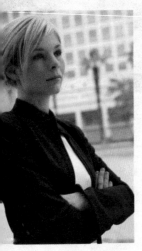

疑病症又称疑病性神经症，指对自身感觉或征象作出患有不切实际的病态解释，致使整个心身被由此产生的疑虑、烦恼和恐惧所占据的一种神经症。该症以患者对自身健康的过分关心和持难以消除的成见为特点。患者怀疑自己患了某种事实上并不存在的疾病，医生的解释和客观检查均不足以消除其看法。一般认为患此病者男多于女，在文化落后的地区较多见。

要确诊为疑病症，有四个条件，缺一不可：一是自己害怕患有某种疾病；二是反复就诊仍不放心；三是自己内心非常苦恼，不能正常工作生活；四是上述症状连续出现3～6个月以上。

★病症原因

疑病症患者病前常有过分关注自身健康，要求十全十美或固执、吝啬、谨慎等性格特征，男患者常有强迫性特点，女患者中具有癔症性格者较多。约1/3患者是由躯体疾病所诱发，多数患者可能是医源性。心理社会因素的强化作用在疾病持久方面起到了一定作用。该病症的产生原因有以下三点：

（1）心理因素

如婚姻的改变、子女的离别、朋友交往减少、孤独、生活的稳定性受到影响、缺乏安全感等，均可成为发病的诱因。

（2）人格因素

此类病人人格特征为敏感、多疑、主观、固执、谨小慎微，对身体过分关注，要求十全十美，男性患者病前常具有强迫人格，女性则与癔症性格有关。

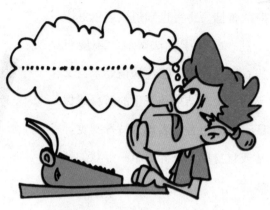

（3）医源性因素

有一部分病人系医源性的，医生不恰当的言语，态度和行为而引起患者的多疑，或者医生作出诊断不确切，反复令病人做检查，则造成病人产生怀疑患有某种疾病的信念。还有一部分病人，在躯体疾病以后，通过自我暗示或联想而疑病。

在中国，性病、艾滋病总被认为是由于道德败坏而引起的一种可耻的疾病，疾病造成的对病人社会声誉的打击会远远超过疾病本身，很容易造成医源性影响，而想要消除它的影响则十分困难。

★临床表现

疑病症最初往往表现为过分关心自身健康和身体的任何轻微变化，作出与实际健康状况不相符的疑病性解释，伴有相应的疑病性不适，逐渐出现日趋系统化的疑病症状。疑病症状可为全身不适、某一部位的疼痛或功能障碍，甚至是具体的疾病。症状以骨骼肌肉和胃肠系统多见；就部位而言，以头、颈、腹部居多。常伴有焦虑、忧虑、恐惧和植物神经功能障碍症状。这种疑病性烦恼是指对身体健康或所怀疑疾病本身的纠缠，而不是指对疾病的后果或继发性社会效应的苦恼。患者也知道烦恼于健康不利，却苦于无法解脱，不能自拔；四处求医，陈述病情始末，又不相信检查结果和医生的解释或保证。有的患者仅表现为特殊嗅觉异常或自身形态奇异等单一症状的疑病症。

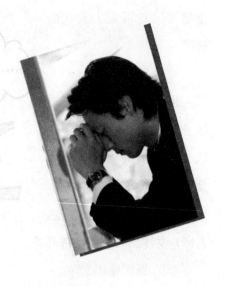

（1）疑病的心理障碍

有两种表现：一种为疑病感觉，感觉身体某部位或对某部位的敏感增加，进而疑病或过分关注。患者的描述较含糊不清，部位不恒定。另一种患者的描述形象逼真、生动具体，认为自己患有某种疾病，患者本人自己也确信实际上并不存在，但仍要求各种检查，要医生同情；尽管检查正常，医生的解释与保证也并不足以消除其疑病信念，仍认为检查可能有误。

于是患者担心忧虑、惶惶不安、焦虑、苦恼。

（2）疼痛

疼痛是本病最常见的症状，约有2/3的患者有此症状，常见部位为头部、下腰部或右髂窝。这种疼痛描述不清，有时甚至说是全身疼痛，但查无实据。患者常四处求医辗转于内外各科，毫无结果，最后才到精神科。常伴有失眠、焦虑和抑郁症状。

（3）躯体症状

躯体症状表现多样而广泛，涉及身体许多不同区域。恶心、吞咽困难、反酸、胀气、腹痛、心悸、左侧胸痛、呼吸困难，担心患有高血压或心脏病。有些患者疑有五官不正，特别是鼻子，耳朵以及乳房形状异样，还有体臭或出汗等。

★诊断与鉴别

疑病症的诊断必须十分慎重，不应乱下结论。原因有二：其一，疑病症是一种功能性神经症，必须对患者进行认真细致的客观检查，在排除器质性疾病基础上，才能下本病诊断。轻率下诊断，将气质性疾病误诊为功能性疾病，会延误病情，危害病人健康。其二，不少患者对疑病症诊断有反感，常将疑病症与装病等同起来，导致对医生不信任，这样不利于心理治疗。对可

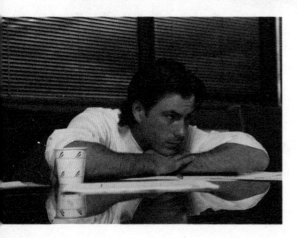

疑病例，可继续观察，或者边诊治边观察，最后确立准确诊断，这样做有利于患者的身心健康。诊断标准如下：

（1）以疑病症状为主要临床表现，并过分关注自身健康状况。

（2）伴有焦虑、抑郁症状。

（3）工作、学习和家务能力下降。

（4）病程在6个月以上。

（5）排除了精神分裂症、内源性抑郁症及所怀疑的躯体疾病。

疑病症状也可见于其他精神病，故应与下列疾病鉴别：

（1）抑郁症

抑郁症最常伴有疑病症状，如是重性抑郁症状，尚有一些生物学方面的症状，如早醒性失眠、昼重夜轻的昼夜节律的改变、体重减轻及精神运动迟滞、自罪自责等症状可资鉴别。而隐匿性抑郁症则应特别注意与疑病症相鉴别，因为它以躯体症状掩盖了其抑郁症的本质，但经过抗抑郁治疗常能获得显著的

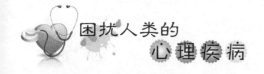

疗效，而疑病症则较困难。

（2）精神分裂症

精神分裂症早期有疑病症状，但其内容多为离奇、不固定、有思维障碍和常见的幻觉和妄想，病人并不积极求治，可以与疑病症相鉴别。

（3）其他神经症

其他神经症如焦虑症、神经衰弱和抑郁性神经症均可有疑病症状，但这些疑病症状均系继发性的，而疑病性神经症的疑病症状为原发或首发症状。如能注意症状发生的顺序，再结合临床的特点，则不难鉴别。

对被确诊为疑病症的患者，应以心理治疗为主，结合其他综合措施，有效促使其恢复健康，消除疑病观念。其中，提高患者的认知水平、掌握对抗疑病症四大原则，是至关重要的心理治疗措施，比如：

（1）不要看有关医学卫生的书刊和其他宣教资料，这是疑病症心理治疗的重要原则。

（2）改变四处投医问病

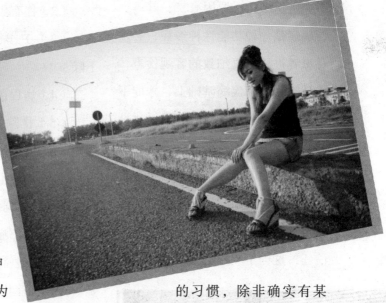

的习惯，除非确实有某种疾病才接受必要的医学诊治。

（3）杜绝经常自我注意、自我检查、自我暗示的不良生活习惯。无根据的担心疑虑，本身就是一种不良的心理因素，是诱发多种身心疾病的导火线。

（4）只要不是器质性疾病，

对自己身体上一切功能性症状和不适要抱着"听之任之"的态度。

★治疗方法

疑病症的治疗应以心理治疗为主，药物治疗为辅。

（1）精神治疗

开始要耐心细致地听取患者的诉述，让他们出示各种检查结果，持同情关心的态度，尽量不要挑动患者的症状或要他们承认疑病是不可信，这样往往适得其反，弄巧成拙。应尽量回避讨论症状，与患者

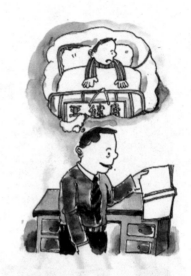

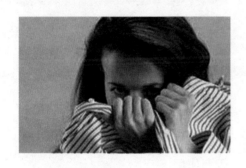

建立良好的关系。可取得亲属的协助，在患者信赖医生的基础上，引导患者认识到这种疾病的本质不是什么躯体疾病，而是一种心理障碍，这种心理障碍就需要用心理的

办法去治疗。如果患者的暗示性很高，做一些暗示疗法可获得戏剧性的效果。但如果失败，就会增加治疗的困难。另外，转移患者的注意力，引导患者做另一种有趣的事情，也可使该病症获得一定的改善。

（2）药物治疗

为了消除患者的焦虑、抑郁、失眠等症状，可酌情应用安定和三环类抗抑郁剂，但一般无多大俾益。抗焦虑与抗抑郁药可消除患者的焦虑、抑郁情绪，哌迷清对单一症状的疑病症可能有良效。

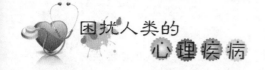

恐怖症

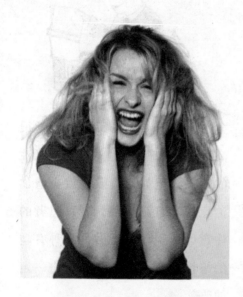

恐怖症是以恐怖症状为主要临床表现的一种神经症。患者对某些特定的对象产生强烈和不必要的恐惧，并伴有回避行为。恐惧的对象可能是单一的或多种的，如动物、广场、闭室、登高或社交活动等。患者明知其反应不合理，却难以控制而反复出现。青年期与老年期发病者居多，女性更多见。

★病症原因

恐怖症的病因未明，但可能与下列因素有关：

（1）遗传因素

有人发现在患者的一级亲属中，有20%的父母和10%的同胞患神经官能症，因此他们认为遗传因素可能与发病有关。也有人指出尚无证据表明遗传在该病的发生中起重要作用。

（2）性格因素

患者在病前性格偏向于幼稚、胆小、含羞、依赖性强和内向。

（3）精神因素

精神因素在发病中常起着非

常重要的作用。有的可能是在焦虑的背景上恰巧出现了某一情境，或在某一情景中发生急性焦虑而对之发生恐惧，并固定下来成为恐怖对象。对特殊物体的恐怖可能与父母的教育、环境的影响及亲身经历（如被狗咬过而怕狗）等有关。例如某人遇到车祸，他今后就会对乘车产生恐惧。

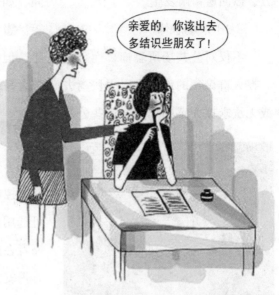

亲爱的，你该出去多结识些朋友了！

★症状类型

恐怖症的中心症状是恐怖，并因恐怖引起剧烈焦虑甚至达到惊恐的程度。因恐怖对象的不同可以将恐怖症分为以下几种。

（1）社交恐怖

主要是害怕出现在众人面前，特别是对于被人注意更为敏感。他们不敢到公共场所，是一种缺乏自信的心态，害怕自己发抖、脸红、出汗或行为笨拙、手足无措，引起别人的注意。因此，总是不愿从安静的会场走出，不敢在餐馆与别人对坐吃饭，从不与人面对面就坐，尤其回避与别人谈话。

（2）单纯性恐怖

单纯性恐怖是常见的一种，儿童时期多发。如对蜘蛛、蛇或高处、黑暗、雷雨等发生恐怖。对雷雨恐怖者，不仅对雷雨觉得恐怖，而且对可能发生雷雨的阴天或湿度大的天气也可能感到强烈的不安。甚者为了解除焦虑主动离开这些地

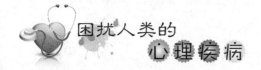
方，以回避雷雨发生。

（3）广场恐怖

不仅对公共场所恐怖，而且担心在人群聚集的地方难以很快离去或无法求援而感到焦虑。这些公共

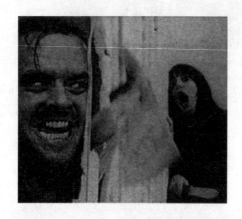

场所包括火车站、超级市场以及理发室和影剧院等。因此该类病人常喜欢呆在家里，不轻易出门，以免引起心神不定、烦躁不安。

（4）旷野恐怖

患者在经过空旷地方时就会发生恐怖，并伴有强烈的焦虑和不安。因此病人怕越过旷野，严重时害怕越过任何建筑，如害怕跨越街道、桥梁、庭院和走廊等。此外还有闭室恐怖者害怕较小的封闭空

间，如怕乘电梯、地铁火车、客船等。患者多呈慢性起病，可持续多年，但多逐渐有所改善，一般起病急者易缓解。

★治疗方法

（1）药物治疗

控制紧张、焦虑或惊恐发作，可选用丙咪嗪或阿普性仑，社交恐怖者在进入公共场所前一小时口服心得安20毫克，可以得到良好的镇静作用。

（2）行为疗法

行为疗法对该症有良好效果。以暴露疗法为主，酌情选用或冲击疗法。

（3）心理治疗

心理治疗是治疗该病的基本方法，常用者有：

①集体心理治疗；

②小组心理治疗；

③个别心理治疗；

④森田疗法。

心理治疗由医生向病人系统讲

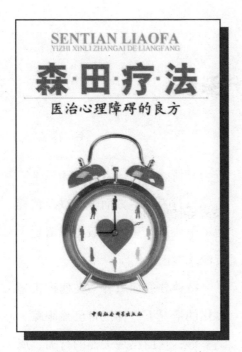

SENTIAN LIAOFA
YIZHI XINLI ZHANGAI DE LIANGFANG

森·田·疗·法

医治心理障碍的良方

中国社会科学出版社

解该病的医学知识，使病人对该病有充分了解，从而能分析自己起病的原因，并寻求对策、消除疑病心理、减轻焦虑和烦恼、打破恶性循环。并予讲解治疗方法，使患者主动配合，充分发挥治疗作用。个别心理治疗是在集体或小组治疗的基础上针对个别患者的具体情况进行心理辅导。森田疗法，主张顺应自然，是治疗神经衰弱的有效方法之一。

★鉴别方法

恐怖症易与以下几种疾病相混淆：

（1）焦虑症

焦虑可无特殊的对象或对日常生活中可能发生某种意外的担心，但无明显的恐惧和回避行为。广场恐怖症可与惊恐发作同时存在；如果继发于对惊恐发作的担心，而不敢外出，则应诊断为惊恐发作伴发广场恐怖症。

（2）强迫症

强迫症状源于患者内心的某些思想或观念，并非对外界事物的恐惧，常有强迫动作，而少有回避行为。

（3）精神分裂症

精神分裂症可有短暂的恐怖症状，但有其他精神症状同时存在，可资鉴别。

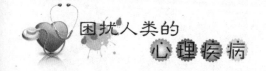

精神分裂症

　　精神分裂症是一种精神科疾病，是一种持续的、通常慢性的重大精神疾病，是精神病里最严重的一种，是以基本个性改变，思维、情感、行为的分裂，

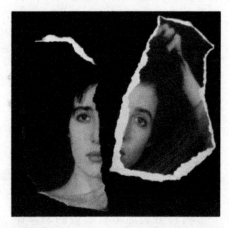

精神活动与环境的不协调为主要特征的一类最常见的精神病。其病因未明，多青壮年发病，隐匿起病，主要影响的心智功能包含思考及对现实世界的感知能力，并进而影响行为及情感。临床上表现为思维、情感、行为等多方面障碍以及精神活动不协调。患者一般意识清楚，智能基本正常。

　　精神分裂症患者常在病症机型发作的情况下，怀疑自己被跟踪、陷害等，从而出现失控的行为，属于重度心理疾病，大多发生在青少年时期或成年初期。2002年1月，日本精神神经学会将"精神分裂症"更名为"综合失调症"，因为他们认为"精神分裂症"这个名称有否定人格的意味。

★病症特征

　　（1）妄想

　　①关系妄想

　　患者坚信周围环境中的一些与

他不相关的现象均与他有关。如认为旁人之间的谈话是在议论他，别人吐痰是在针对他。

②被害妄想

毫无根据地坚信别人在迫害他及其家人。迫害的方式多种多样，

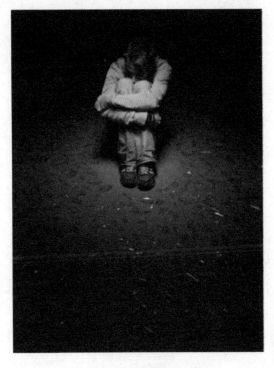

跟踪、诽谤、隔离、下毒等。

③影响妄想

自觉有一种被控制感。患者坚信自己的心理活动与行为受到外界特殊东西的干扰与控制，这些东西可以是无线电、光波、某种射线等等。患者体验有强烈的被动性和不自主性，此为精神分裂症的特征性症状。

④嫉妒妄想

患者坚信自己的配偶对自己不忠，与其他异性有不正当的关系。因而会采取跟踪、监视配偶，拆阅别人写给配偶的信件，检查配偶的衣物等手段。

⑤夸大妄想

患者坚信自己有非凡的才能、至高无上的权利、大量的财富等等。

⑥钟情妄想

患者坚信自己受到某一异性或

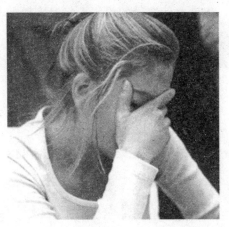

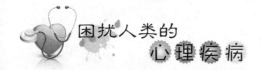

许多异性的爱恋。当遭到对方拒绝时认为这是在考验他，仍反复纠缠不休。

⑦罪恶妄想

坚信自己犯有严重的错误。认为自己做错了事说错了话，对不起别人，应该受到惩罚，应该判刑，甚至罪大恶极，死有余辜，因而患者采用各种方式来赎罪。

⑧疑病妄想

患者坚信自己患了某种严重的躯体疾病，因而到处求医。患者反复找医生看病，重复做各种检查也不能消除疑心。

⑨被洞悉感

称内心被洞悉或思维被揭露。患者坚信自己的思想未经过言语或其他方式表达出来，就被别人知道了，甚至尽人皆知，闹得满城风雨。

（2）幻觉

①幻听

幻听是指没有听觉刺激也可出现听觉现象的体验。持续的言语性幻听常常是精神分裂症的表现。

②幻视

幻视指没有视觉刺激时出现视觉想象的体验。幻觉多种多样，如简单的光、单色的颜色、单个物体、复杂的情景性场面，可能鲜明生动。

③幻嗅

幻嗅指能闻到一些难闻的、令人不愉快的气味。

④幻味

品尝到食物内有某种异常的特殊刺激性味道，因而拒食。

⑤幻触

感到皮肤有某种异常的感觉，如虫爬感、蚁走感、针刺感、液体流动感。

⑥内脏幻觉

患者体验到躯体内部某一部位或某一脏器有异常知觉体验，如感到肺扇动、肝破裂、肠扭转，能准确定位，常与疑病妄想、被害妄想同时出现。

（3）精神分裂症的早期症状

认识精神分裂症的早期症状是

十分重要的，可以早发现早治疗。急性起病者病前很难发现或者根本就不存在早期症状。大部分患者是在无明显诱因下缓慢起病，仔佃观察分析一般都能发现有如下一些早期精神症状：

①睡眠改变

逐渐或突然变得难以入睡、易

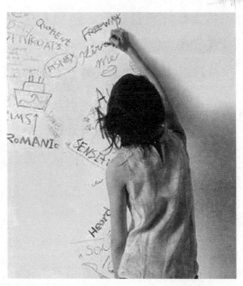

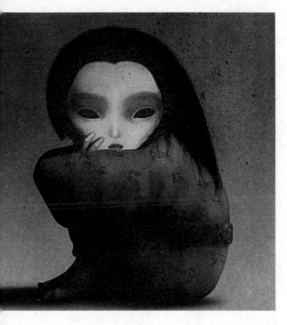

惊醒或睡眠不深，整夜做恶梦或睡眠过多。

②情感变化

情感变得冷漠，失去以往的热情，对亲人不关心，缺少应有的感情交流，与朋友疏远，对周围事情不感兴趣或因一点小事而发脾气，莫名其妙地伤心落泪或欣喜等。

③行为异常

行为逐渐变得怪僻、诡秘或者难以理解，喜欢独处、不适意地追逐异性，不知羞耻，自语自笑、生活懒散、发呆发愣、蒙头大睡、外出游荡，夜不归家等。

④敏感多疑

察言观色，注意别人的一举一动；对什么事都非常敏感，把周围的一些平常之事和自己联系起来，

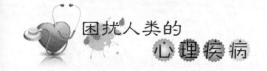
认为是针对自己的。如别人在交谈，认为是在议论他；别人偶尔看他一眼，认为是不怀好意。有的认为广播、电视、报纸的内容都和他有关；有的认为有人要害他，不敢喝水、吃饭、睡觉；有的认为爱人对他不忠而进行跟踪。

⑤性格改变

原来活泼开朗、热情好客的人，变得沉默少语、独自呆坐，似在思考问题，不与人交往；一向干净利索的人变得不修边幅、生活懒散、纪律松弛、做事注意力不集中；原来循规蹈矩的人变得经常迟到、早退、无故旷工、工作马虎，对批评满不在乎；原来勤俭节省的人，变得挥霍浪费，本来很有兴趣的事物也不感兴趣等。

⑥语言表达异常

与其谈话话题不多、语句简单、内容单调、谈话的内容缺乏中心或在谈话中说一些与谈话无关的内容，使人无法理解，感觉交谈费力或莫名其妙，或自言自语、反复重复同一内容等。

⑦脱离现实

沉湎于幻想之中，做"白日梦"。

★临床类型

（1）偏执型精神分裂症

偏执型精神分裂症为精神分裂症中最多见的一型，一般起病较缓慢，起病年龄也较其他各型为晚。其临床表现主要是妄想和幻觉，但以妄想为主，这些症状也是精神病性症状的主要方面。妄想为原发性妄想，主要有关系妄想、被害妄想、疑病妄想、嫉妒妄想和影响妄想。这些妄想通常结构松散、内容荒谬。如出现关系妄想时，患者总

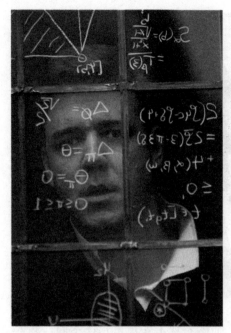

觉得周围发生的一切现象都是针对自己的，都与自己相关：别人的议论是对他的不信任的评价，别人润嗓子发出的声音是在传递不利于自己的信息，别人瞥自己一眼是在鄙视自己等。

幻觉在妄想形成前后或同时均可出现，以内容对其不利的言语性幻听最为多见，此外也可出现幻视、幻触、幻嗅等。除妄想和幻觉外，虽然也可有情感不稳定、行为异常等表现，但一般对情感意志和思维的影响较少，行为也不很奇特。本型病人智能完好，日常生活也能自理，虽然自发缓解较少，但经过治疗通常能取得较好的效果。

（2）青春型（瓦解型）精神分裂症

青春型（瓦解型）精神分裂症在精神分裂症中也较为多见。起病多在18~25岁的青春期。起病的缓急，常与始发年龄相关，始发年龄越早，起病就越缓慢，病情发展呈阵发性加剧；始发年龄越晚，起病就越急骤，病程在短期内就能达到高潮。

其临床表现主要是思维、情感

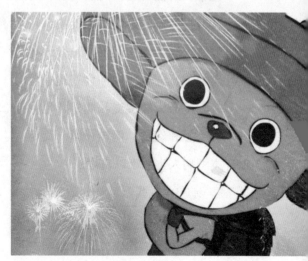

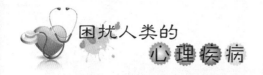

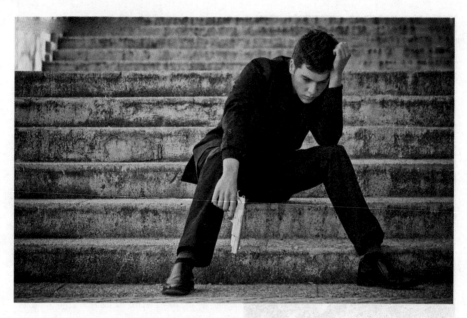

和行为障碍。思维障碍表现为言语杂乱、内容离奇，难以为人理解；情感障碍表现为情绪波动大、喜乐无常，时而大哭，时而大笑，转瞬又变得大怒，令人难以捉摸；行为障碍表现为动作幼稚、愚蠢，如作鬼脸、玩弄粪便、吞食苍蝇、傻笑等，使人无法接受。此外，也可能有妄想和幻觉，但较片面、简单。本型病人生活难以自理。

（3）紧张型精神分裂症

紧张型精神分裂症较为少见。起病较急，多在青壮年期发病。其临床表现主要是紧张性木僵，病人不吃、不动也不说话，如泥塑木雕或如蜡像一般，可任意摆动其肢体而不作反抗，但意识仍然清醒。有时会从木僵状态突然转变为难以遏制的兴奋躁动，这时行为暴烈，常有毁物伤人行为，严重时可昼夜不停，但一般数小时后可缓解，或复又进入木僵状态。本型可自行缓解，治疗效果也较理想。

（4）单纯型精神分裂症

单纯型精神分裂症较为少见。起病隐袭，发展缓慢，多在青少年期发病。其临床表现以思维贫乏、情感淡漠，或意志减退等"阴性症状"为主，早期可表现为类似神经衰弱症状，如精神萎靡、注意力涣散、头昏、失眠等，然后逐渐出现孤僻、懒散、兴致缺失、情感淡漠和行为古怪，以至无法适应社会需要，但没有妄想、幻觉等明显的"阳性症状"。病情严重时精神衰弱日益明显。病程至少2年。

（5）其他型精神分裂症

精神分裂症除以上几种精神病性症状较为明显的类型外，尚有未分型、残留型和抑郁型等几种类

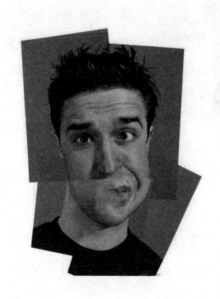

型。未分型精神分裂症是指多种症状交叉混合，很难归入上述任何一型的精神分裂症，也可成为混合型；残留型精神分裂症是指在以"阳性症状"为主的活动期后迅速转入以"阴性症状"为主的非特征性表现的人格缺陷阶段的精神分裂症，本型在精神分裂症中也较为多见；抑郁型精神分裂症是指精神分裂症急性期除"阳性症状"外，同时伴有抑郁症状的精神分裂症，如精神分裂症其他各种症状减轻后才逐渐出现抑郁症状，则称为分裂症后遗抑郁状态。

★预防复发

精神分裂症的复发率很高，且复发次数愈多，疾病所造成的精神缺损也越严重，给病人、家庭、社会造成了巨大负担。因此，一旦得了精神分裂症，就要千方百计地在预防复发方面采取措施，即在未复发的情况下采取措施。

（1）坚持服药治疗

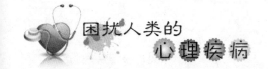

坚持服药治疗是最有效的预防复发措施。临床大量统计资料表明，大多数精神分裂症的复发与自行停药有关。坚持维持量服药的病人复发率为40%，而没坚持维持量服药者复发率高达80%。因此，病人和家属要高度重视维持治疗。

（2）及时发现复发的先兆，及时处理

精神分裂症的复发是有先兆的，只要及时发现，及时调整药物

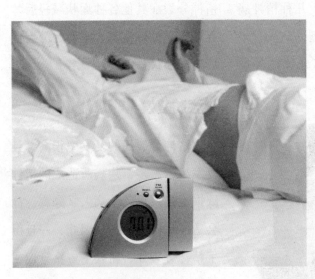

和剂量，一般都能防止复发。常见的复发先兆为：病人无原因出现睡眠不好、懒散、不愿起床、发呆发

愣、情绪不稳、无故发脾气、烦躁易怒、胡思乱想、说话离谱，或病中的想法又露头等。这时就应该及时就医，调整治疗病情波动时的及时处理可免于疾病的复发。

（3）坚持定期门诊复查

一定要坚持定期到门诊复查，使医生连续地、动态地了解病情，使病人经常处于精神科医生的医疗监护之下，从而使医生能够及时根据病人的病情变化调整药量。

通过复查也可使病人及时得到咨询和心理治疗，解除病人在生活、工作和药物治疗中的各种困惑，这对预防精神分裂症的复发也起着重要作用。

（4）减少诱发因素

家属及周围人要充分认识到精神分裂症病人病后精神状态的薄弱性，帮助其安排好日常的生活、工作和学习；要经常与

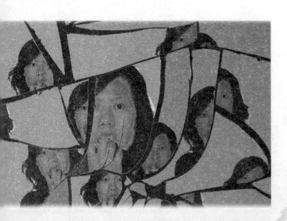

病人谈心，帮助病人正确对待疾病，正确对待现实生活，帮助病人提高心理承受能力，学会对待应激事件的方法，鼓励病人增强信心，指导病人充实生活，使病人在没有心理压力和精神困扰的环境中生活。

（5）开展社区精神病防治工作

要早期发现病人，早期治疗，预防复发，必须在社区建立精神疾病的专门防治机构，在基层医疗保健组织普及精神疾病的防治知识。

★神经病和精神病

在很多人的头脑中，常常存在一种错误的概念，就是把神经病和精神病混为一谈。每当听到人家说"神经病"，马上就会想到"疯子""傻子"。所以，不少文艺刊物和电视、电影中常常出现将精神病称为神经病的错误叫法。其实，精神病和神经病是两种完全不同的疾病，不能混为一谈。

精神病，也叫精神失常，是大脑功能不正常的结果。现有的仪器设备还查不出大脑结构的破坏性的变化。现有的资料表明，精神病是由于患者脑内的生物化学过程发生了紊乱，有些患者的中枢神经介质多了，有些则是缺少某些中枢神经介质或是体内的新陈代谢产物在脑内聚集过多所致。由于精神病患者大脑功能不正常，所以这些患者出现了精神活动的明显不正常，如莫名其妙地自言自语，哭笑无常，有时面壁或对空怒骂，有时衣衫不整，甚至赤身裸体于大庭广众面前……

神经病，是神经系统疾病的简称。前面已提到神经系统是人体内的一个重要系统，它协调人体内部各器官的功能以适应外界环境的变化，起着"司令部"的作用。凡是能够损伤和破坏神经系统的各种情况都会引起神经系统疾病。例如头部外伤会引起脑震荡或脑挫裂伤；细菌、真菌和病毒感染会造成各种类型的脑炎或脑膜炎；先天性或遗传性疾病可引起儿童脑发育迟缓；高血压脑动脉硬化可造成脑溢血等等。

那么，常见的神经系统疾病有哪些症状呢？头痛、头晕、睡眠不正常、震颤、行走不稳定、下肢瘫痪、半身不遂、肢体麻木、抽风、昏迷、大小便不能自己控制、肌肉萎缩以及无力等均是神经系统疾病最常见的表现。概括地说，可以将症状分为两类：一类是刺激症状，表现为疼痛、麻木；另一类是破坏症状，表现为瘫痪。当然，有些神经病患者也可以表现出一定程度的精神失常，但这种精神

失常和精神病人的精神失常有所不同，医生根据症状、检查以及各种化验等可以把这两者区别开来。

由此可见，神经病和精神病是不同范畴的两种疾病，其发病原因、临床表现等均不一样，所以在日常生活中应该把这两种概念搞清楚。如果遇到精神病患者看病的话，应当建议他到精神病院或精神科去；而神经病患者，则应该到神经科去看病。

需要说明的是，神经衰弱和神经病、精神病也完全不同，更不能混为一谈。

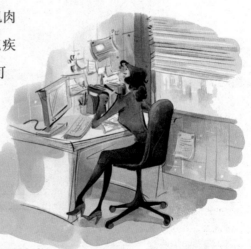

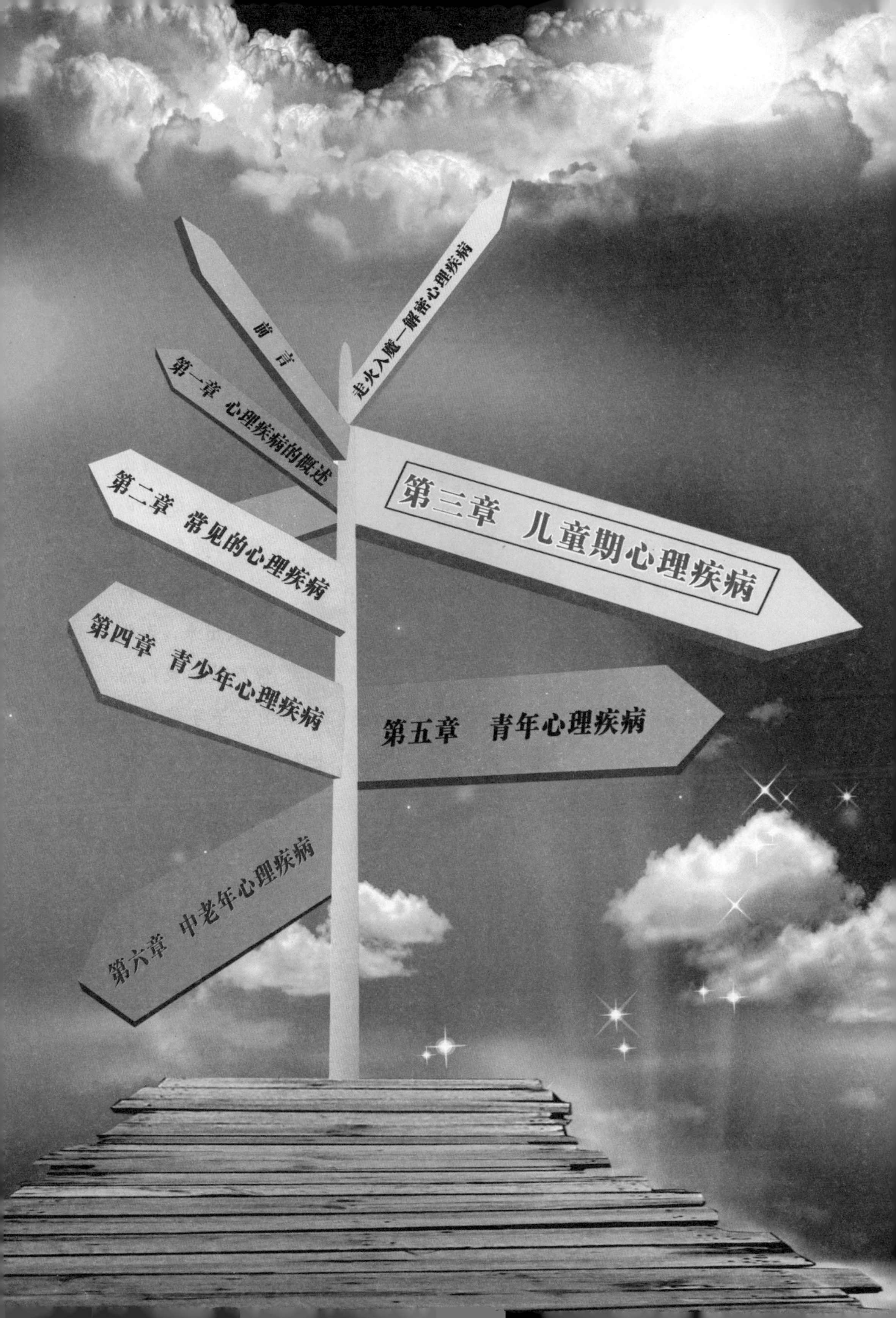
走火入魔—解密心理疾病
前言
第一章 心理疾病的概述
第二章 常见的心理疾病
第三章 儿童期心理疾病
第四章 青少年心理疾病
第五章 青年心理疾病
第六章 中老年心理疾病

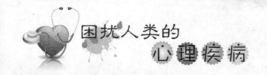

很多人以为，心理疾病只有大人才有，儿童整天无忧无虑的，怎么会有心理疾病呢？其实不然，儿童也会患上心理疾病。比如孩子很小的时候，通常是看什么都想吃，大人把手指放他嘴里，他也会吃得津津有味的，而且很多孩子还喜欢咬和吮吸自己的手指，如果不加干预，久而久之就会变成一种不良习惯；孩子很怕妖魔鬼怪，如果平时接触了这方面的图画、书籍、电影，或者大人给他讲这种故事的话，他的脑子里会进行联想和想象，并在睡眠中反映出来，因此会出现夜惊症状；我们经常看见有的孩子不停地跑来跑去，做各种各样的动作，一刻也闲不下来，大人制止也没有用，我们称这样的孩子患上了"多动症"；还有的孩子因为没有小朋友跟他玩，或者缺乏家庭关爱而患上了孤独症，如此等等。对于孩子来说，他们还没有很多认知判断，有很多事情他们无法理解，因此就需要家长、老师平时对孩子进行良好的正确的教育，平时多注意观察孩子的表现，发现问题的时候尽早带孩子到医院检查，千万不可小视孩子的不正常表现。本章我们就来介绍一下几种儿童常见的心理疾病。

夜 惊

夜惊又称睡惊。表现为患者睡眠中突然坐起，一声尖叫，伴有植物神经征象，如心跳、呼吸加快、大汗淋漓，有强烈的恐惧、焦虑感和窒息感，偶然有幻觉，如见鬼一般。对别人试图平息夜惊发作的活动缺乏反应，其后出现至少几分钟的定向障碍和持续动作。每次发作约1~2分钟，早上醒后一般无所记忆，即使能回忆，也极有限。这一点和梦魇不同。此病症儿童多见，大多数在长大后自愈。成人患病者则常是因为焦虑症，或可能存在未查明的内脏疾病。

对此，安排儿童的生活要有规律，避免白天过度劳累、过于兴奋。睡前不要给儿童讲紧张兴奋的故事、不要让其看惊险恐怖的影片，不要用威胁的方式哄其入睡。

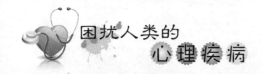

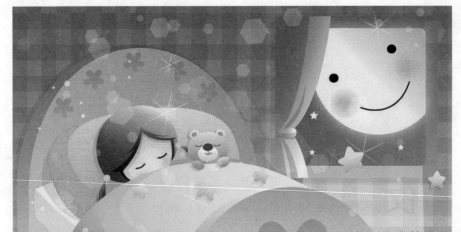

睡前让儿童充分放松，使其在轻松愉快的心情下安然入睡。必要时也可少用些苯二氮䓬类药物。此症约见于3%的儿童中，男略多于女，可发生在儿童的任何时期，但以5~7岁较为多见，青春期以后少见。

（1）睡眠质量的好坏直接影响着孩子身体和大脑的发育。良好的作息习惯和睡眠卫生（包括睡觉时不要开着灯，室内空气流通，睡姿正确，睡前不要吃过多的东西，等等），能够促进大脑正常发育并使大脑得到充分的休息。

（2）帮孩子放宽心。排除了生理和身体上的因素后，父母们就要尽量避免那些可能引发夜惊症的事情发生，从客观上解除孩子心里的压力。同时，以讲故事、做游戏的方式，对孩子进行有针对性的心理疏导，让他们解除焦虑、放松身心，培养他坚强的意志和开朗的性格。上床后，家人亲切地陪孩子说说话，或共同听一段轻松的音乐，也往往能让孩子心情愉快地入睡，这是避免夜惊的好方法。

（3）白天适度增加孩子的运动量，不仅可以增强体质，还能促进脑神经递质的平衡。而且孩子白天的活动多了、累了，晚上也容易睡得深，提高睡眠质量。

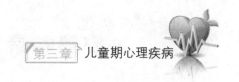

拔毛癖

拔毛癖是习惯和冲动控制障碍之一，特征是冲动性的拔毛导致毛发丢失，这不是对妄想或幻觉的反应。拔毛之前通常有紧张感增加，拔完之后有如释重负感或满足感。

拔毛是儿童常见的一种不良习惯，表现为患儿喜欢或无缘无故、不可抑制地拔除自己的头发，使头部多处头发稀少，也见于拔眉毛或体毛，但不伴有其他精神症状，智力正常。有部分患儿可因此而出现焦虑或忧郁的情绪。多见于学龄期儿童，男女均可发病，但女孩更为

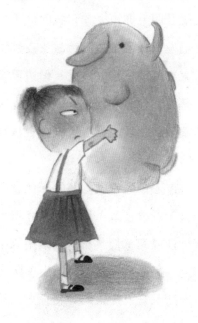

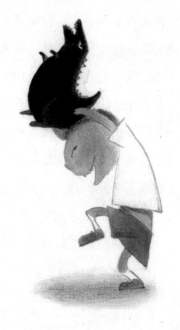

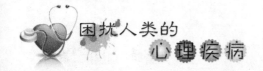

困扰人类的
心理疾病

多见。

　　病人用手指拔掉自己生长正常的头发，也有把头发缠绕手指，然后拧掉者，偶见有经常拔眉毛者，被拔掉的毛发可以重新长出。由于这种拔毛行为已经形成了一种不良嗜好，因此长出后再被拔掉，头发被成片拔掉后，形成一片片的秃发斑，很像斑秃。它和斑秃的区别是它不像斑秃那样边缘非常清楚，秃发斑上往往仍有多少不等未被拔掉的头发。秃发斑周围的头发很牢固，而斑秃周围的头发往往轻轻一扯就很容易脱落。这种拔发后造成的秃发斑往往只是一片，常在前头部偏左侧。也有的患者是用剪刀将毛发成片地剪断，称为断毛癖。

　　拔毛癖是精神心理疾病之一，可能是精神紧张焦虑等心理因素或家庭因素所致。在世界卫生组织编写的《国际疾病分类》（第十版）中，将本病归类于精神行为障碍之习惯与冲动控制障碍部分。

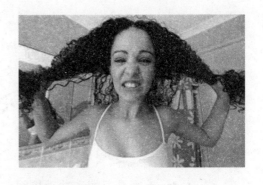

★临床表现

　　病人用手或用铁夹及镊子等物件，将自己的毛发强行拔除。同一患者的拔毛部位较固定，但不同患者拔毛部位各异。多见于顶额、额颞部及枕部头发，但眉毛、睫毛、腋毛及阴毛亦可受累。拔除后再生之毛发仍反复被拔除，故头皮部常有大片脱发，形如斑秃，但边界多不整齐，且脱发处常有残存毛发及断发。年龄较大的患者则会否认自己的拔毛行为。

　　拔毛行为常发生在卧床休息、阅读、看电视或做作业时，症状可持续性或间歇性。有些病人用双手将毛发撕断或用剪刀将毛发剪断，谓之断毛癖。病人既拔又食自己的毛发称之拔食毛癖，吞下的毛发会导致腹痛、厌食、便秘、消化道内毛石或毛粪石形成，导致肠梗阻、肠穿孔、肠出血、急性胰腺炎及阻塞性黄疸等并发症。

★病症原因

本病病因不明，有人认为与情绪焦虑、忧郁有关，也有人认为与心理不良因素有关，特别是与母子关系处理不当有关。另外有些儿童拔眉毛，拔上肢或脸部的汗毛，产生这一行为多为爱美、模仿、好奇心驱使。有的儿童怕自己两前臂毛发丛生成为毛手而拔毛。学习紧张的儿童，每当遇到难以解答的问题时，常会抓头苦思冥想，渐渐形成每做题就抓头，以至把头发拔下的习惯。

一般拔毛癖患者发病前多有导致情绪不稳的诱因，如需要与父母分离，或因学习压力过大，受到老师批评、遭到父母分离，或因学习压力过大，受到老师批评、遭到父母打骂，或父母性格不稳、管教过分严厉、缺少亲情爱护等。

★治疗方法

关于本病的治疗，迄今尚无特殊疗法。一般认为，本病患儿随年龄增加，长大后可以自愈。

凡有心理原因的患儿，应尽可能地去除可能的心理病因，解除紧张的情绪。对于有问题的患儿，除了进行心理治疗外，还要加强家庭治疗、行为治疗等。此外，还可进行药物治疗，可以试用小剂量氟哌啶醇1~2毫克，每天1~2次，一般由小量开始，逐渐增量；出现疗效后，则不必再增量。但此药必须在医师严密观察下应用。并应注意锥体外系副作用，可加用安坦。

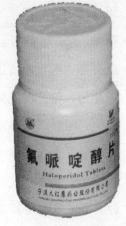

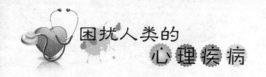
抽动症

抽动症，又称抽动-秽语综合征，是一种以多发性不自主的抽动、语言或行为障碍为特征的综合征。本症通常在3～15岁间发病，男女比例为（3~4）:1。表现为短暂、快速、突然、程度不同的不随意运动，开始为频繁的眨眼、挤眉、吸鼻、噘嘴、张口、伸舌、点头等。随着病情进展，抽动逐渐多样化，轮替出现如耸肩、扭颈、摇头、踢腿、甩手或四肢抽动等。在情绪紧张或焦虑时症状更明显，入睡后症状消失。发声抽动有多种，有爆发性反复发声、清嗓子和呼噜声，个别音节、字句不清，重音不当或不断口出秽语，性格多急躁、任性和易怒等症状，常伴有上课注意力不集中或成绩下降。严重时动作和发音影响学习和课堂秩序，抽动症症状呈波动性、进行性、慢性过程。

抽动症的危害是显而易见的，由于抽动症症状的表现常常被同学嘲笑、奚落，使患儿产生自卑感，久而久之孩子就会变得孤独，不愿与人接触，甚至对嘲笑者产生报复、敌视心理，这样很容易使孩子走上犯罪道路。而且，抽动症患儿注意力不集中很容易造成学习成绩下降，有的不及格甚至留级，给孩子及家长都带来很大的痛苦。

★误诊情况

（1）医生对此病不熟悉，以致会被多种多样的症状所迷惑。比如将喉肌抽动所导致的干咳误诊为慢性咽炎、气管炎；将眨眼、皱眉误诊为眼结膜炎；动鼻误诊为慢性鼻炎等。

（2）家长对此症不认同，很少有家长会因为孩子不停眨眼、耸肩而带孩子就诊，多认为这是孩子的不良习惯。当家长带孩子到医院看其他病时，医生发现此症并询问有关情况时，家长多不配合回答，多以"没事，就有点小毛病"来敷衍。医生告诉家长后，家长多不相信，反对就诊，从而使确诊时间后延。

（3）病人对症状有一定的抑制能力，当轻患者有意掩盖其抽动症状时，家长及医生不易察觉。

（4）某些医生认为抽动-秽语综合征必须具备秽语，但实际上有1/3患者在发病几年后才出现秽语现象。

★影响因素

（1）孕产因素

如母孕期高热、难产史、生后窒息史、新生儿高胆红素血症、剖宫产等。

（2）感染因素

如上呼吸道感染、扁桃体炎、腮腺炎、鼻炎、咽炎、水痘、各型脑炎、病毒性肝炎等。

（3）精神因素

如惊吓、情绪激动、忧伤，看惊险电视、小说及刺激性的动画片等。

（4）家庭因素

如父母关系紧张、离异、训斥或打骂孩子等。

（5）其他

如癫痫、外伤、一氧化碳中毒、中毒性消化不良、过敏等。

★抽动症与多动症

由于儿童多动症比抽动-秽语综合征的发病率高，所以人们对多动症的认识较深刻。又因两者名字类似，容易混淆。但两者发病原因、症状体征均不相同，是截然不同的两种疾病，必须加以区别。

儿童多动症又称轻微脑功能障碍综合征，是一种比较常见的儿童行为异常。其智力正常或基本正常，但学习、行为和性情方面有缺陷。多数患儿从婴幼儿期即表现为易兴奋、睡眠差、喂养困难等。随着年龄渐大，活动亦明显增加，且动作不协调，做精细动作如穿针、扣钮扣等有困难；注意力不集中，情绪易冲动，缺乏控制能力；平时好与人争吵，容易激动；不听话，不讲道理，无礼貌，不避危险等；对指试验阳性。

抽动-秽语综合征则是以肌群抽动为主要表现，部分患儿兼有多动症状。但儿童多动症绝无抽动的表现，这是鉴别二者的关键。

家长千万不要小视抽动症，它可引发精神疾病。据医生介绍，抽动症主要表现为交替出现的眨眼、摇头、抽鼻、清嗓子、扭脖子、咧嘴、耸肩、甩胳膊、踢腿等，甚至全身抽搐。而感冒或精神紧张时可使该症状加重，严重者可引发精神异常、强迫症等，使行为紊乱，并严重干扰正常学习。抽动症的发病原因除了和遗传因素有关外，还和不良情绪以及目前的学生学习压力过大有一定的关系。对此，医生提醒家长和老师，在孩子成长的过程中，一定不能给他们太大的压力，教授的知识也要在孩子可以接受的范围内。家长应为孩子营造一个温馨的家庭环境，并要学会和孩子进行充分的沟通。对于有交替出现眨眼、摇头、抽鼻、扭脖子、耸肩等动作的孩子，家长要及时将其带到医院进行检查，以免延误了治疗的最佳时机。

睡行症

本症又称夜游症、梦游症，是睡眠和觉醒现象同时存在的一种意识改变状态。睡行症并非发生于梦中，主要见于非眼快动睡眠的第三与第四期，还可能伴有夜惊及遗尿。患者从睡眠中起立行走、穿衣，甚至有更复杂的

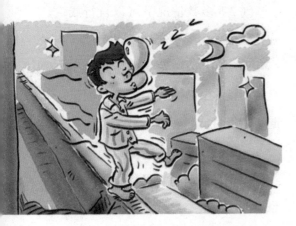

行为。患者由于意识水平降低，对环境仍可有简单的反应，但清醒后多有遗忘。本症多见于儿童少年，

10%～30%的儿童有过至少一次睡行症状的发作，但真正的睡行症患病率却要低得多，约为1%～5%。成年人有过睡行发作（不是睡行症）者仅为1%～7%。

该症在孩子会走路后的任何时期均可起病，但患者首次起病多在4～8岁，高峰年龄在12岁。成年后首次起病者极少见；如果发生，则要探究可能存在的特殊原因，例如服用过某种活性物质或患有某种神经系统疾病。该症多表现为在数年内反复发作。儿童睡行症状可在青少年早期（多为15岁左右）自动消失。

★临床表现

（1）最多见于儿童期，发育因

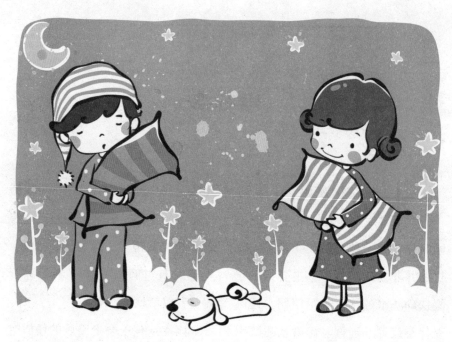

素在发病中有一定作用。

（2）可持续存在或首发于成年期，往往与心理因素存在有关。

（3）偶尔也可首发于老年人或见于痴呆的早期。

（4）许多患者有相应的阳性家族史。

（5）发作时呈现出低水平的注意力、反应性和运动技能。

（6）常可走出卧室甚至家门，来到不太熟悉的环境会有一定

危险性。

（7）多数情况下可以自行或在他人温柔引导下安静回到床上。

（8）无论在发作中还是在次日清晨醒来，病人通常都无法回忆起事情经过。

（9）患者在发作中若突然被唤醒，常使患者对自己的行为感到恐惧。

一般医生诊断时主要通过观察以下几点看病人是否患了睡行症：

（1）通常在夜间睡眠1/3阶段

出现起床，走来走去。可有一次或多次这样的发作。

（2）发作中，个体表情默然、目光凝滞，他人试图加以干涉或同其交谈，则相对无反应，难以被唤醒。

（3）发作一般持续若干分钟，不到1小时。

（4）在清醒后（无论是在发作中还是次日清晨），对发作不能回忆。

（5）尽管在最初从发作中醒来时，会有一段时间的茫然及定向障碍，但无精神活动及行为的任何损害。

（6）没有器质性精神障碍，如痴呆或躯体障碍（如癫病）的证据。

★治疗方法

本症无特效治疗方法，发生于儿童者，随发育成熟，该症会自然消失；对于发作于心理因素有关者，可以通过分析性心理治疗、催眠治疗等，澄清问题，清除心理因素的影响程度，有一定治疗效果。适量镇静药物可加深睡眠，

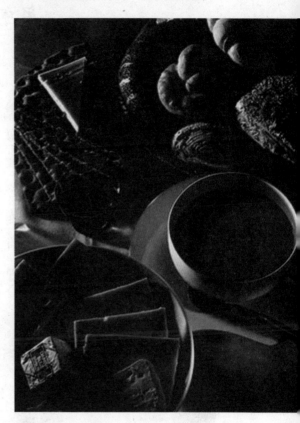

有时有一定疗效，可采用苯二氧卓类，宜短期使用，效果不明显则停用。偶尔可用小剂量抗精神病药，但对于疗效尚未确定报道。部分病人睡前服用小剂量咖啡因或咖啡有效。

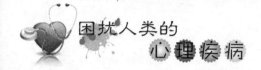
屏气发作

屏气发作是婴幼儿时期的一种神经症性发作。每当婴儿受到物理因素（如疼痛）或情绪刺激后（如痛苦、恐惧、发怒或受到挫折）就会高声哭叫、过度换气，接着就屏气、呼吸暂停、口唇发紫、四肢僵直，严重者会出现短时期意识丧失（昏厥）及四肢肌肉的阵挛性抽动。全过程约一分钟左右。然后全身肌肉放松，出现呼吸，大部分孩子神志恢复或短暂发呆，亦有立即入睡的。

矫治此病的关键在于正确地教养，家庭成员平时对孩子既要和蔼

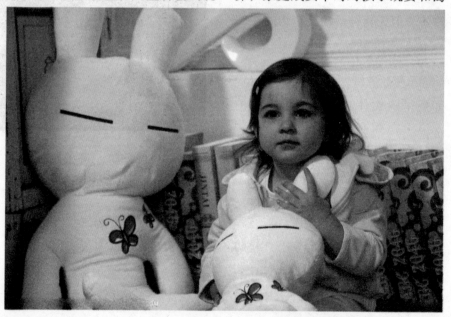

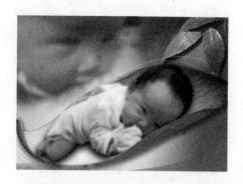

可亲，使他感到家庭的温暖；又要耐心教育，使他自觉地严格要求自己。若过分强调不挫伤其情绪，常无原则地满足孩子的欲望，将来可造成性格上的异常。相反，若提出过分严格的要求，则容易造成屏气发作频繁，对健康不利。

预防屏气发作的主要措施有：

（1）注意宝宝的生活环境和家庭关系，排除引起精神紧张和冲突的种种因素。

（2）当屏气症发作时，可稍稍用力拍打孩子的脸部，这样疼痛和意外的刺激就会传入婴儿的大脑，使屏气很快消失。但要注意，拍打脸蛋时部位要低一些，否则容易损伤外耳，伤到鼓膜，影响听力。

（3）当屏气症发作时，还可将孩子平放在床上，解开他的衣领扣，使他保持呼吸道通畅；轻吹宝宝的脸部，以减少脑缺氧；拍打足心或后背，用手指掐按孩子的人中（鼻孔和上嘴唇之间正中）、印堂（两眉只见正中）、合谷（两手掌虎口处）等穴位，使其尽快恢复；按压胸部，可迅速改善缺氧，帮助恢复呼吸。

（4）切忌将孩子紧紧搂抱、强屈成团，特别是不要搂住孩子的脖子，以免造成窒息的严重后果。

（5）如果孩子长大后还是经常出现屏气症，那么就不要过于溺爱宝宝，要适当地锻炼宝宝的神经，使其受得了"刺激"，经得起训斥。

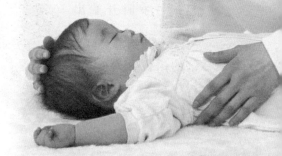

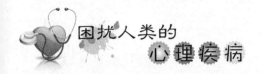

言语迟缓

言语迟缓是指儿童口头语言发育较同龄正常儿童迟缓。一般认为18个月还不会讲单词，30个月还不会讲短句者均属于言语发育延迟。

小孩的语言发育有一定的规律，一般来说，孩子发出的第一个声音就是哭叫；生后一个多月，由于口形的不同，可以分别发出不同的元音（a、o等）和辅音（b、t等）；在6~7个月时，小孩会无意识地叫爸爸、妈妈；一岁时开始出现第一批可以被理解的语言，如灯灯、糖糖等简单的词；到

了两岁就可以说出约300~400个词和一些简单的短语，如吃饭、上班等。当然，每个孩子的语言发育有其个体差异，有的早有的晚，但如果孩子到了两岁还不会说话，或没有任何交流性的语言，就一定要带他到医院看了。说话晚，可能就是疾病的信号。

孩子语言发育延迟可能是由各种异常疾病导致，常见的疾病包括：听力障碍和智力低下。

语言发育迟缓的治疗方法有：①游戏疗法；②言语、符号、词汇的扩大训练；③词句训练；④语法训

练；⑤表达训练；⑥文字训练；⑦交流训练。

另外，在与儿童的交流过程中，家庭环境的调整对其语言发育也会起到积极的作用。

（1）家庭环境对儿童学习语言的重要性

儿童语言的获得和发展，是儿童对语言符号的感知、理解、掌握并加以运用的过程。儿童学习语言的过程与儿童的生活环境是分不开的。如果脱离了后天的语言环境，儿童学习语言就会受到很大的影响，甚至无法掌握语言。另外儿童学习语言、掌握语言还与他们的性格、智力、爱好、兴趣有关，有些环境对某一类儿童可能适合，而对另一类儿童可能就不太适合，所以语言环境调整的根本目的在于改变那些不适合于儿童学习语言的不良环境，使之适应于儿童，从而改善儿童的语言学习状况。

（2）语言发育迟缓儿童对环境的特殊要求

语言训练的目的在于促进儿童的语言发展，儿童的语言发展最终是在生活环境和学习环境中得以实现的。在不同的年龄段，对语言学习也有不同的要求，大部分语言发育迟缓儿童在学习语言时还表现出许多幼儿的特征，所以家长要考虑适应他们的训练方法并调整相应的语言环境。

（3）改善和调整儿童的语言环境

①改善家庭内外的人际关系，给儿童创造一个和谐、温暖、健康的家庭生活环境；

②培养儿童健康的性格、良好的兴趣和良好的交往态度；

③改善对儿童的教育方法；

④帮助儿童改善交往态度和社会关系；

⑤改善和帮助儿童克服不良的兴趣、爱好和行为习惯。

攻击行为是指因为欲望得不到满足而采取有害他人、毁坏物品的行为，这里我们主要说的是儿童的攻击行为。儿童攻击行为常表现为打人、骂人、推人、踢人、抢别人的东西（或玩具）等。一般在3~6岁出现第一个高峰，10~11岁出现第二个高峰。总体来说，攻击方式可分暴力攻击和语言攻击两大类，男孩以暴力攻击居多，女孩以语言攻击居多。

攻击行为不仅影响他人，更会妨碍孩子一生的发展。如果攻击行为延续至青年和成年，就会出现人际关系紧张、社交困难。另外，攻击行为与犯罪有一定关联。心理学研究表明：70%的少年暴力罪犯在儿童期就被认定为有攻击行为。也就是说，从小攻击性强的孩子，如果不注意克服和制止，长大后较难适应社会，甚至容易走上违法犯罪道路。因此，如果孩子经常出现攻击性较强的行为时，家长切不可掉以轻心，必须及早予以矫治。

★病症原因

儿童产生攻击行为的原因主要有遗传因素、家庭因素、坏境因素等。

（1）遗传因素

有些攻击性强的儿童可

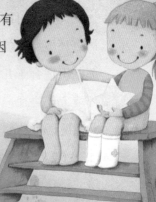

能存在有某些微小的基因缺陷。

（2）家庭因素

有些家长惯于用暴力惩罚的方式来教育孩子，结果孩子也以同样的方式来对待其他儿童，表现出攻击行为。如有的家长只要孩子做错事，就不分青红皂白地打他一顿。孩子挨打以后，容易产生抵触情绪。这种情绪一旦"转嫁"到别的人身上，就易找别人出气，逐渐形成攻击行为。又如有的家长对自己的孩子说："如果有人欺侮你，你要狠狠地揍他。"在大人的纵容下，孩子也容易发生攻击行为。

（3）环境因素

美国心理学家班杜拉通过一系列实验证明，攻击是观察学习的结果。由于儿童模仿性强，是非辨别能力差，因此孩子很容易模仿其周围的人或是影视剧里人物的攻击行为。有资料表明，经常看暴力影视的儿童，容易出现攻击行为。也就是说，大众传媒的不良影响是产生攻击行为的一个很重要的原因。如果经常看暴力影视片、武打片，玩暴力电子游戏，会使孩子的攻击

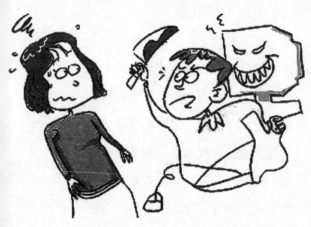

受环境的影响。实践证明,生活在一个有良好家庭气氛、有充裕玩耍时间以及有多种多样玩具环境中的孩子,攻击行为会明显减少。因此,家长应为孩子提供足够玩的时间和足够的玩具。不让孩子看有暴力镜头的电影、电视,不让孩子玩有攻击性倾向的玩具,不在孩子面前讲有攻击色彩的语言。

性心理得到加强。

需要指出的是,如果一个孩子在偶然几次的攻击行为后,得到了"便宜",尝到了"好处",其攻击行为的欲望会有所增强;若再受到其他人的赞许,其攻击行为就会日益严重。

★预防手段

我们知道了攻击行为产生的原因,那么如何预防攻击行为产生呢?

(1)创造不利于攻击行为的环境

与成人相比,孩子的行为更易

(2)去除攻击行为的奖励物

识别并去除攻击行为的奖励物,可减少儿童攻击行为的发生。如佳佳和莎莎在一起画画,佳佳抢走了莎莎的蜡笔。对佳佳来说,蜡笔就是攻击行为的奖励物。这时,要让佳佳把蜡笔还给莎莎,这就消

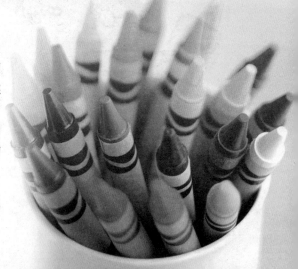

除了佳佳攻击行为的奖励。如果不把佳佳手里的蜡笔还给莎莎，就等于鼓励了他，以后他还会去抢别人的东西。同样，如果孩子打了人，家长不制止，打人就成为攻击行为的"奖励物"，使孩子觉得打人并没有什么不对，以后还可以去打别人。所以，当孩子出现攻击行为时，家长要查明原因，及时处理，而且要态度明确，使孩子认识到，什么行为是错的，应该怎样做才对。

（3）教育孩子懂得宣泄自己的感情

烦恼、挫折、愤怒是容易引起攻击行为的情感，对于自控力弱的孩子来说，它也是点燃攻击行为的导火线。因此要教会孩子懂得宣泄自己的感情，把自己的烦恼、愤怒通过适当的途径宣泄出来，尽可能使孩子的攻击行为减少到最低限度。

（4）培养孩子丰富深厚的思想情感

有些孩子见到小动物，会去虐待它，以发泄内心的痛苦和愤恨。有这种行为的儿童可能对自我不满，或者在爱的关系上受到挫折。家长要从各方面关心他、爱护他，可以通过让孩子饲养小动物的方式来养成孩子的仁爱之心和爱怜之情。这种鼓励亲善行为的方法可培养孩子丰富、深厚的思想情感，是纠正孩子攻击行为的一条行之有效的途径。

（5）对孩子的攻击行为进行冷处理

所谓"冷处理"，就是暂时不予理睬，对孩子表示冷漠，在一段时间里不理他，用这种方法来"惩罚"他的攻击行为。如把孩子一个人关在房间里，让他思过、反省，直到他自己平静下来为止。这种方法的好处在于不会向孩子提供倾诉、打骂的攻击原型。如果把这种方法与鼓励亲善行为的方法配合使用，效果会更好。

（6）引导有攻击行为的孩子

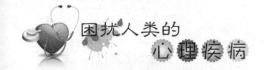
进行移情换位

心理学的研究表明，攻击者在看到受害者明显痛苦时，往往会停止攻击。然而，攻击性很强的人则不然，他们会继续攻击受害者。这是因为他们缺乏移情技能，不会同情受害者。在别人受到伤害时，他们没有感到羞愧和不安。如果家长能够注意从小培养儿童的移情能力，就能有效地减少儿童的攻击行为。对于有攻击行为的孩子，家长首先要给孩子指出，攻击行为会给别人带来痛苦，导致严重后果。引导孩子想象受害者在受到攻击后的感觉和心情，然后，再让孩子换个位置想象，如果自己是受害者，那么将会有怎样的感觉和心情。从而让孩子从本质上消除攻击

行为。

（7）家长以身作则，做孩子的表率

家长必须注意自身修养，不要因自己对某些事情不顺心而在孩子面前毫无顾忌地攻击别人。夫妻之间要避免争吵打骂，为孩子树立良好的榜样。对孩子教育要求要一致，既不可打骂也不可溺爱。

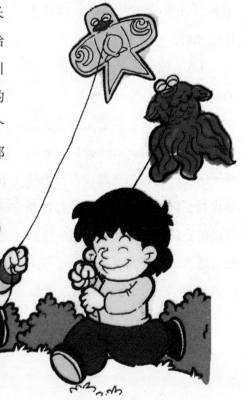

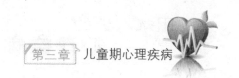

儿童孤独症

★临床表现

儿童孤独症是一种发生在儿童早期的全面性精神发育障碍性疾病，主要以表现在：

（1）孤独离群，不会与人建立正常的联系

表现为缺乏与人交往、交流的倾向。有的患儿从婴儿时期起就表现出这一特征，如从小就和父母不亲，也不喜欢要人抱，当人要抱起他时不伸手表现期待要抱起的姿势；不主动找小孩玩，别人找他玩时表现躲避；对呼唤没有反应，总喜欢自己单独活动，自己玩。有的患儿虽然不拒绝别人，但不会与小朋友进行交往，即缺乏社会交往技巧，如找小朋友时不是突然拍人一下，就是揪人一下或突然过去搂人一下，然后自己就走了，好像拍人、揪人不是为了找人联系而只是一个动作，或者说只存在一个接触的形

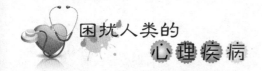

式，而无接触人的内容和目的。他们的孤独还表现为对周围的事不关心，似乎是听而不闻、视而不见，自己愿意怎样做就怎样做，毫无顾忌，旁若无人，周围发生什么事似乎都与他无关，很难引起他的兴趣和注意；目光经常变化，不易停留在别人要求他注意的事情上面，似乎生活在自己的小天地里。另外他们的目光不注视对方甚至回避对方的目光，平时活动时目光也游移不定，看人时常眯着眼，斜视或余光等，很少正视也很少表现微笑，也从不会和人打招呼。

（2）言语障碍十分突出

大多数患儿言语很少，严重的病例几乎终生不语，会说会用的词汇有限，而且即使有的患儿会说，也常常不愿说话而宁可以手势代替。有的会说话，但声音很小、很低或自言自语重复一些单调的话。有的患儿只会模仿别人说过的话，而不会用自己的语言来进行交谈。不少患儿不会提问或回答问题，只

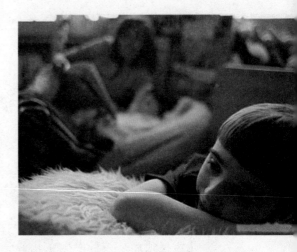

是重复别人的问话。语言的交流障碍还常常表现在代词运用的混淆颠倒上，如常用"你"和"他"来代替他自己，例如蜡笔小新每次都把"我回来了"说成"你回来了"。还有不少孤独症儿童时常出现尖叫，这种情况有时能持续至5～6岁或更久。

（3）兴趣狭窄，行为刻板重复，强烈要求环境维持不变

孤独症儿童常常在较长时间里专注于某种或几种游戏或活动，如着迷于旋转锅盖，单调地摆放积木块，热衷于观看电视广告和天气预报，面对通常儿童们喜欢的动画

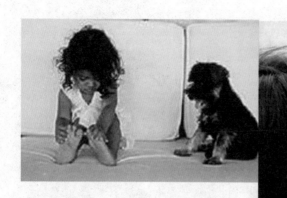

片，儿童电视、电影则毫无兴趣。一些患儿天天要吃同样的饭菜，出门要走相同的路线，排便要求一样的便器，如有变动则大哭大闹表现明显的焦虑反应，不肯改变其原来形成的习惯和行为方式，难以适应新环境。多数患儿同时还表现出无目的活动或活动过度，单调重复地蹦跳、拍手、挥手、奔跑旋转，也有的甚至出现自伤自残，如反复挖鼻孔、抠嘴、咬唇、吸吮等动作。

（4）大多智力发育落后及不均衡

多数患儿智力发育比同龄儿迟钝，少数患儿智力正常或接近正常。但是，其在智力活动的某一方面有的又出奇地好，令人不可思议。有不少患儿的机械记忆能力很强，尤其对文字符号的记忆能力强。如有位三四岁的患儿特别喜欢认字，见字就主动问念什么，并且只问一次就记住，为此他能毫不费力地流利阅读儿童故事书，说明他掌握不少词汇，但当他要用词来表达自己的意思时则存

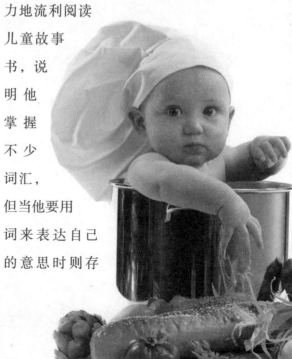

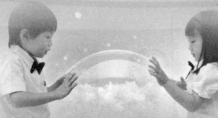

在明显的困难，说明他们存在理解语言和运用语言能力方面的损害。

★治疗方法

我们应该正确看待孩子患孤独症这个问题，如果孤独症的孩子得到合适的教育，他们都可以取得相当大的改进。通过教育和训练，孤独症孩子是能够拥有生活能力的。对孤独症孩子的训练越早越好，要用智慧和耐心才能打开孩子"自闭"的心门。国际上较常用的治疗孤独症的方法有以下几种：

（1）教育治疗

教育治疗的主要目标是教会他们一些有用的社会技能，如生活处理能力、与人交往的方式和技巧、与周围环境协调的能力等。这里主要涉及到的是社会教育环境。当一个孩子被诊断为"孤独症"后，即使他（她）有一个良好的家庭环境，但如果被排斥在学校之外，获得良性发展的前景依然是渺茫的。这就需要患儿所在社区的幼儿园、小学具备接纳孤独症儿童的意识及师资基础，使患儿生活在一个有助、愉快的气氛中。

（2）行为治疗

行为治疗主要是促进孤独症儿童的社会化和语言发展，尽可能排除患儿的病态行为，如刻板、自伤、侵犯性。一般采用在高度结构化的环境中进行特殊行为矫正的方式。由于患儿的缺陷及其家庭环境的个性差异较大，治疗方案也应个别化，治疗可移植到家里或其他场合进行。要促进儿童的社会化发育，不宜长期住院，应以家庭为基地，通过训练父母，取得家庭成员的密切合作，以达到行为治疗的最佳效果。

（3）药物治疗

药物治疗目前药物治疗还无法改变孤独症的病程，只能在一定程度上控制症状。使用的药物主要有抗精神病药物的中枢神经兴奋剂、抑郁制剂、维生素等。

★早期干预

对于孤独症儿童的治疗，应做到早发现、早诊断、早干预。由于国内对孤独症认识较晚，国外很早开展的早期干预在我国才刚刚起步。早期干预是一种有目的、有系统、有组织的教育措施，能使6岁以前发现的孤独症儿童恢复正常或接近正常，使其智力、社交能力、语言表达能力、生活自理能力等得到不同程度的提高，部分儿童可在学前期进入正常学校学习。

早期干预的主要范围是儿童的

五大行为领域。

（1）在运动方面，包括大运动和精细动作，如双脚同时跳、拍球、串球等，可促进大脑的发育，增强儿童的手眼协调性。

（2）在语言方面，包括语言理解、发音和表达。

（3）在认知方面，包括视觉认知，如辨别颜色；听觉认知，如辨别声音；触觉认知，如感受冷热；对数的理解。

（4）在生活自理方面，包括训练他们洗脸、刷牙、穿衣等基本的独立生活能力。

（5）在社会交际方面，鼓励他们参与集体活动、集体游戏，纠正与他人交往中不恰当的表达方式，如吐口水、怪叫等；进行社会交往的培养，使其与外界沟通，回归社会。

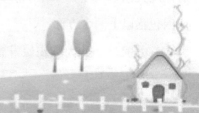

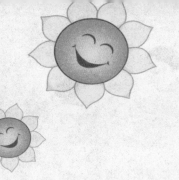

神经性尿频

神经性尿频症指非感染性尿频尿急，是儿科一个独立的疾病，患儿年龄一般在2～11岁，多发生在学龄前儿童。其发病特点为尿频，每2～10分钟一次。患儿尿急，一要小便就不能忍耐片刻，较小患儿经常为此尿湿裤子，可继发尿路感染或阴部湿疹。小儿神经性尿频多半是父母无意中发现，到某些基层医疗单位就诊时，常被误诊为泌尿系统感染而使用抗生素治疗，但收效甚微。

其实，神经性尿频症患儿并没有器质性的病变。诱发本病的主要原因包括以下两个方面：

一方面是小儿大脑皮层发育尚不够完善，对脊髓初级排尿中枢的抑制功能较差，容易受外界不良刺激的影响而出现障碍。

另一方面是孩子生活中有一些引起精神紧张，对精神状态造成不良刺激的因素。例如生活环境的改变，孩子刚入托，入学心理准备不足，被寄养给他人抚养，父母的突然分离、亲人的死亡，以及害怕考试或惧怕某种动物等。这些都可能使小儿精神紧张、焦虑，使抑制排尿的功能发生障碍，结果表现出小便次数增多。

发现孩子尿频时，首先要到医院检查，排除身体疾病的影响。当确定为神经性尿频后，家长不必过

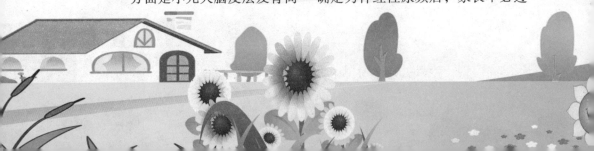

于紧张，应该对孩子耐心诱导，告诉他身体并没有毛病，不用着急，不要害怕，尿频症状会很快好起来，逐渐消除患儿的顾虑，鼓励他说出引起紧张不安的事情，关心他提出的问题，给他认真解释、安慰，使他对害怕担心的问题有一个正确认识，尽快恢复到以前轻松愉快的心境之中。这样，尿频就会自然而然得到纠正。平时患儿想小便时，家长要鼓励其用力忍一下，延长两次排尿的时间，如有进步时就应给以表扬，逐渐使排尿间隔延长到正常。对孩子的矫正教育要有耐心，千万不要打骂训斥，这样会使孩子情绪更紧张。对于入园、入学儿童，还要取得幼儿园学校老师的配合，多理解、安抚孩子，要放松情绪，多参加一些轻松愉快的游戏，把孩子的注意力集中到游戏或其他活动中。

还有一些药物如阿托品、东莨菪碱、654-2、谷维素等，有助于调节神经，使膀胱的逼尿肌松弛，括约肌收缩，增加膀胱蓄尿量，减少排尿次数，必要时可在医生的指导下应用。此外，可试用玉米须15克，水煎，加适量糖代茶饮。或用生木瓜切片，泡酒1星期，每次约9克，水煎服，每天1剂，连服5～7剂。还可用中药威灵仙15～25克，加水500～1000毫升，煎至250～500毫升，先熏后洗前阴，每次约30分钟，每天2～3次，对改善小儿尿频症有效。

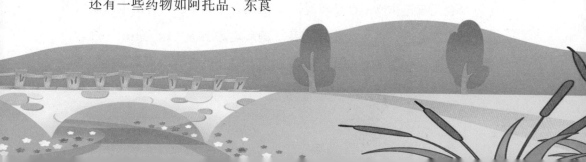

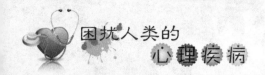

选择性缄默症

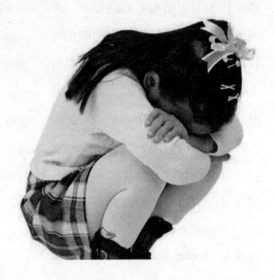

选择性缄默症是指已获得了语言能力的儿童，因精神因素的影响而出现的一种在某些场合保持沉默不语的现象，其实质是社交功能障碍而非语言障碍。

患这种症状的患儿智力发育正常，主要表现为沉默不语，甚至长时间一言不发。这种缄默不语现象具有选择性，即在一定场合下可以讲话，如对所熟悉的人（爸爸、妈妈、奶奶及某些小伙伴）讲话；拒绝讲话的场合一般是指学校或陌生人面前。也有少数儿童正相反，在学校说话而在家中不说话。患儿缄默时可用手势、点头、摇头来表示自己的意见，或仅用"是""不""要"等单词来表示，偶用写字的方式表示意见。

选择性缄默症是一个精神障碍，是以患儿在某些需要言语交流的场合（如学校，有陌生人或人多的环境等）持久地"拒绝"说话，而在其他场合言语正常为特征的一种临床综合征。患儿在家中往往能正常主动说话，但在学校却"拒绝"同老师或同学说话。这类患儿在上学前不易被父母发现，患儿不愿与不熟悉的人讲话，常被父母认为是胆小、害羞的缘故。直到上小学以后，表现为不愿回答任何问题，不愿与其他同学交谈，不参加集体活动时才被发现。患儿能照常参加学习，学习成绩好坏不一，部分患儿拒绝上学。随着社会压力增加、社会矛盾增多、社会流动性加大、家庭问题和家庭矛盾增多，引发此症的因素不断增多，国内此症的患儿不仅存在，而且有逐渐增多的

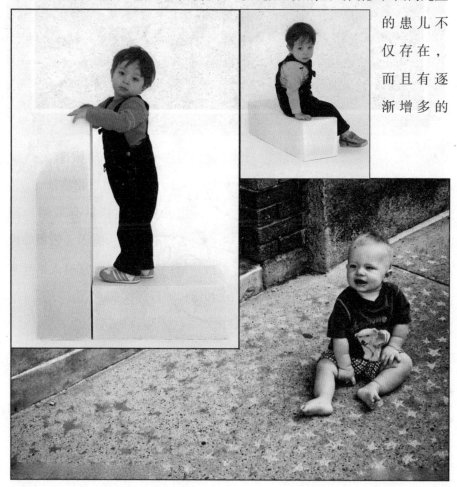

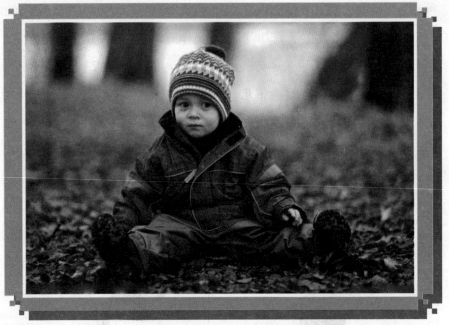

趋势。

此症被认为是小儿神经官能症的一种特殊形式，多在3~5岁时起病，女孩比较多见。儿童癔病、精神分裂症、儿童孤独症及智力低下等神经精神性疾病也可伴有沉默不语症状；但不属此症。

★病症原因

此症一般无脑器质性原因。目前认为，此症是因精神因素作用于具有某些人格特征的儿童而产生

的，可能与以下几个原因有关：

（1）病前具有性格特征

患儿病前往往具有敏感、胆小、害羞、孤僻、脆弱、依赖等性格特征。患儿的父母常有人格异常和精神障碍等疾病。

（2）发育成熟延迟

患儿虽然已经获得语言功能，但开始说话的时间比正常儿童要明显延迟，且常常伴有其他语言问题。还常伴有功能性遗尿、功能性遗粪等其他发育性障碍，其中部分

患儿的脑电图表现为不成熟脑电图及其他异常变化。

（3）心理社会因素

患儿早年常有情感创伤的经历，如家庭矛盾冲突、父母关系不和、父母分居离异、父母虐待儿童、家庭环境突变等，有些患儿就是在家庭环境变迁或一次明显的精神刺激后发病。

★ 诊断依据

对于儿童选择性缄默症的准确诊断相当困难，这需要一个全面的检查评估，包括神经系统检查、精神心理检查、听力检查、社会交流能力检查、学习能力检查、语言和言语检查以及各种相关的客观检查。目前，美国有关专家认为有5个临床特征可作为诊断依据：

（1）在需要言语交流的场合"不能"说话，而在另外一些环境说话正常。

（2）持续时间超过1个月。

（3）无言语障碍，没有因为说外语（或不同方言）引起的言语问题。

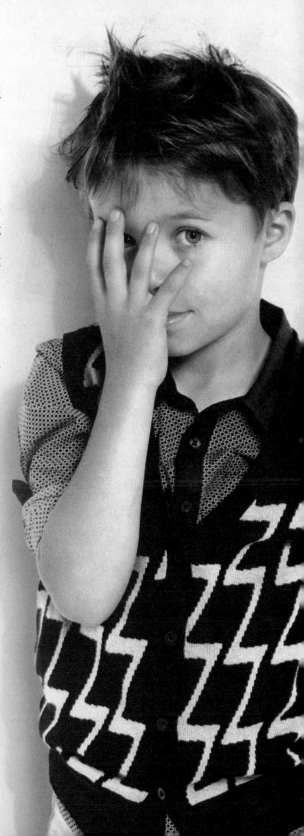

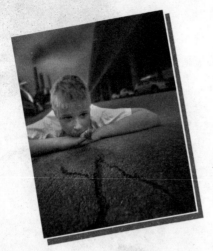

（4）由于入学或改变学校、搬迁或社会交往等原因影响到患儿的生活。

（5）没有患诸如自闭症、精神分裂症、智力发育迟缓或其他发育障碍等发育或心理疾病。

由于儿童选择性缄默症、儿童癔症、儿童紧张症、儿童妄想症、儿童抑郁症等都有缄默表现，因此鉴别尤为重要：

（1）儿童选择性缄默症

"缄默"的高度选择性是本症特点，患儿智力发育正常，韦氏儿童智力测验智商在70或70以上，大多是敏感、羞怯性格。神经系统检查无异常，亦无其他精神或身体障碍。

（2）儿童癔病性缄默症

癔症性缄默常可持续数周至数月，病前常有明显的情绪矛盾，但缄默是非选择性的。而且缄默表现和其他临床症状一样，具有突然发作、痊愈及易于接受暗示的特点。

（3）儿童紧张性缄默症

患儿缄默不语或有片断的破裂性语言，同时伴有拒绝、违拗、木僵、蜡样屈曲、冲动等症状。虽然患儿意识清楚，无智能障碍，但缺乏自知力。

（4）儿童妄想性缄默症

除有缄默不语症状外，还伴有其他明显的精神症状，如与外界接触不良，对任何人均缺乏感情，表情木僵及行为怪异等。

（5）儿童抑郁性缄默症

表现为木僵或喃喃自语，面容悲戚，有时伴发阵发性焦虑，病情严重时绝对缄默，电休克治疗后可恢复正常。

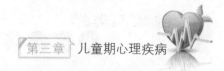

★治疗方法

儿童缄默症是属于心理障碍，在治疗上应以心理治疗为主：

（1）避免精神刺激

对处在语言发育期的儿童要尽量避免各种精神上的刺激，培养儿童广泛的兴趣和开朗豁达的性格。

（2）消除心理紧张因素

适当安排和改善生活和学习环境，鼓励他们积极参加各种集体活动。

（3）转移法

对患儿的缄默不要过分注意，避免强迫讲话而造成情绪上的进一步紧张，甚至产生反抗心理。可采取转移法，如父母陪孩子游戏，外出游玩，分散其紧张情绪。

（4）行为矫正

以阳性强化法效果最好。在情

绪松弛的基础上，孩子的嘴刚张口讲话，就给与奖励和鼓励；也可以

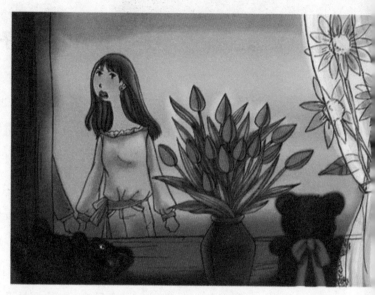

用孩子最需要、最喜欢的东西作为奖励条件，让孩子说话。

（5）药物治疗

对一些症状较重的患儿，如有过分焦虑、紧张、恐惧，可在医生指导下服用少量抗焦虑药。

经治疗，多数患儿可治愈。未经治疗的患儿可能长期保持缄默，直到青年初期；有的可影响语言表达和人际交往能力。

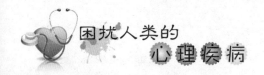

咬手指和吮吸手指

咬指甲是在人的儿童时期很常见的一种不良行为，男女儿童均可发生。程度轻重不一，重者可引起局部出血，甚至甲沟炎。爱咬指甲的孩子常伴有睡眠不安和抽动。通常到2~3岁以后，这种现象会明显减少，而且会随着年龄的增长而逐渐消失，如不消失，则是一种不良的行为偏差。

常有家长反映孩子喜欢吮吸手指或咬手指，怎么纠正也不起作用，家长为此十分苦恼。在此为这些家长提供一些关于孩子吮吸手指的危害，家长可以适时地将这些讲给宝宝们听，告诉宝宝们这种行为的坏处及其危害：

（1）告知幼儿吮吸手指或咬手指是一种环习惯，会导致牙齿变得不整齐、嘴唇突出、手指变形或者手指特别秃。

（2）手上沾有许多细菌，吮吸手指会导致病从口入。

（3）动作

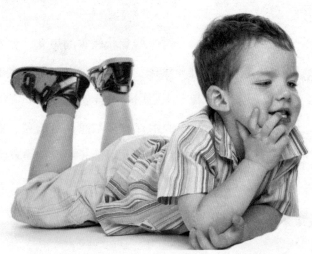

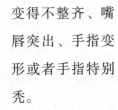

十分不雅观，别人看了都会觉得难受。

为了让宝宝能更加容易记得吮吸手指的危害，可以把这几点用儿歌形式总结：

吮吸手指危害多，

病从口入一大祸。

唇齿手指易变形，

动作不雅被人说。

那么，小朋友应该怎样做才能不养成或改掉吮吸手指的坏习惯呢？

（1）不要因为好玩、好奇而去模仿别的吮吸手指的小朋友。

（2）尽力克制自己，并让爸爸妈妈或周围的小朋友帮忙监督。

（3）每当有吮吸手指的念头产生时，就找别的事情来做以转移注意力。

针对此现象，我们对家长们提出以下几种解决问题的方式方法：

（1）了解孩子吮吸手指的原因

①显示他的精神紧张，如孩子刚开始独自睡觉时，咬手指是他缓解紧张的一种自我安慰；

②爱的需求得不到满足，如由于父母工作太忙，对孩子要求过严，家庭成员关系紧张等原因，孩子得不到充分的爱和关注，特别是母爱；

③缺少同龄伙伴，现在大多是独生子女，住在单元式的房子里，当孩子从学校、幼儿园回家后，常常是一个人在家做作业、玩玩具、看电视，当他感到孤独、寂寞、乏味时，便会不自觉地去吮手指、咬指甲，久而久之便养成了习惯；

④适应困难，孩子在适应新环境时感到困难，或在紧张焦虑的状态下，也会产生这种行为；

⑤模仿，有的儿童吮吸手指是在幼儿园、学校里从同伴那儿模仿学来的；

⑥当孩子从吮手指、咬指甲的过程中得到一种快感后，便会时刻想着去吮指甲、咬指甲，如果父母对孩子的这种行为不及时进行教育

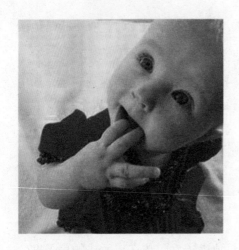

和制止，而是"看"之任之，也易使孩子养成习惯性行为；

⑦其他原因，如在饥饿、身体有疼痛或有其他不舒服的感觉时，吮手指、咬手指可以转移分散对饥饿、身体疼痛和不舒服的注意力。

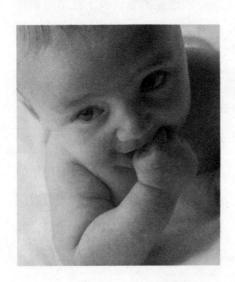

若这种饥饿、疾病等不良情景经常出现，则可能使这类动作变成习惯性动作。

（2）不给孩子吮吸手指的机会

在幼儿园的一日活动中，教师要随时检查孩子的指甲，发现孩子的指甲长了或有了劈、裂现象时要及时给孩子修剪。当看到孩子吮吸手指时，教师应采取一些方法引导孩子，比如：让孩子用双手去完成某一个动作；递给孩子一个玩具；用语言引导，告诉他吸吮手指会使手指变得很难看；通过游戏活动分散孩子的注意力；如果孩子能在规定的时间里没有吃手指，就给予奖励。这样，孩子吃手指的时间就会逐步减少，甚至可能最终消失。

（3）采取负性活动练习

规定孩子在一段时间内反复不停地吸吮，直到孩子感到不舒服、不愉快，产生厌烦这种动作的情绪，以促使其改掉这种不良的习惯。

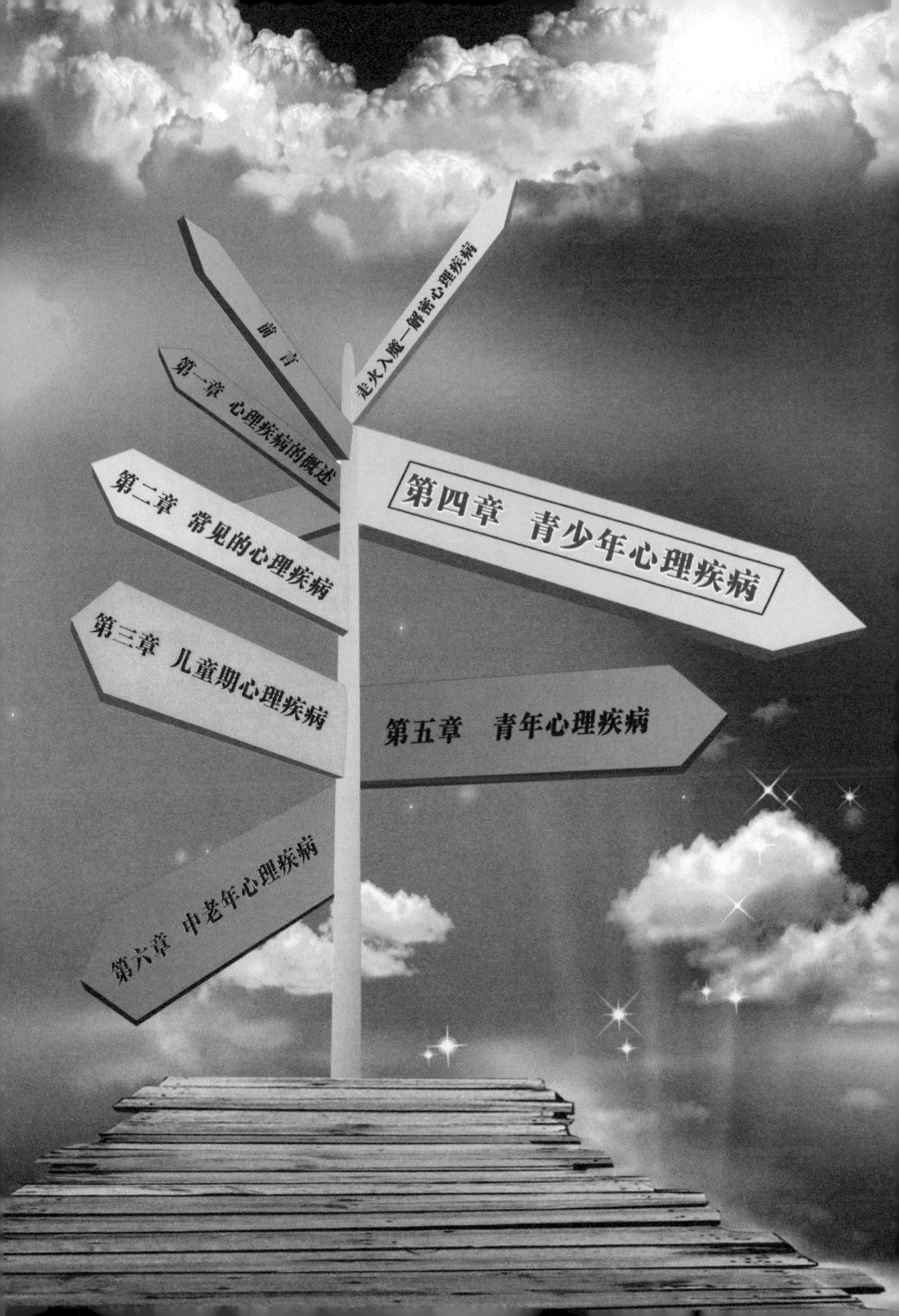

前言
走火入魔—解密心理疾病
第一章 心理疾病的概述
第二章 常见的心理疾病
第四章 青少年心理疾病
第三章 儿童期心理疾病
第五章 青年心理疾病
第六章 中老年心理疾病

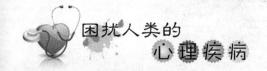
　　现在的学生们学习任务重、升学压力大，经常会出现厌学症、抑郁症等心理疾病，如果未及时发现、治疗，通常会导致休学、辍学等情况，给他们的一生蒙上阴影。青少年还未步入社会，他们的主要任务就是学习，因此对他们来说，学习的压力最大。他们平时的课余活动很少，大部分时间都在埋头苦读，而检验他们的学习成果的就是每次的考试，因此很多人一到考试的时候便会觉得心慌、焦虑、害怕，对自己信心不足，总是害怕自己考不好，害怕受到别的同学的嘲笑，以至于对考试产生恐惧心理，也就是所谓的考试综合症。另外，青少年正处于情窦初开的年纪，很容易出现早恋的情况，有的会严重影响学习。很多本来成绩很好的学生在早恋以后，每天想着约会，学习的劲头慢慢减弱，学习成绩飞速下滑，以致影响其未来的发展。鉴于这一阶段容易出现的种种问题，家长和老师都应该多关注孩子的日常表现，在发现不好的苗头时对孩子进行及时的开导，不要等到病情严重了再带他们去看心理医生。通常这个时期的孩子容易冲动，对很多事情不能正确认识，容易迷失方向，但如果家长和老师能够给他们提供正确的方向，让他们明白道理，大部分心理疾病还是能够避免的。本章我们就来为读者介绍一下青少年时期常见的几种心理疾病。

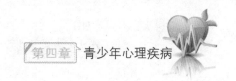

厌学症

厌学症的主要表现是对学习不感兴趣，讨厌学习。厌学的儿童对学习有一种说不出来的苦闷，一提到学习就心烦意乱，焦躁不安。他们对教师或家长有抵触情绪，学习成绩不好，有的还兼有品德问题。儿童厌学情绪严

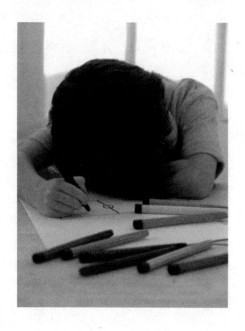

重或受到一定诱因影响时，往往会发生旷课、逃学或留级现象。孩子的这种表现现在很普遍，原因可能很多种，不一定全是孩子的问题。

厌学症的原因大概有以下几种：

（1）孩子从小没有养成良好的生活和学习习惯。

（2）父母对孩子的管教过严或过于娇惯。

（3）父母在学习上给孩子的压力太大。

（4）孩子在学校的学习生活中有过挫折感，没有得到及时疏解。

儿童厌学症的成因还包括学校教育中的失误。例如：

（1）"填鸭式"的满堂灌教

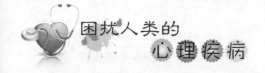

学

满堂灌教学强迫学习，滥用惩罚，学生学习负担重、压力大，考试频繁，学习难度与儿童能力不相吻合，忽视"第二课堂"活动特别是游戏对小学生的意义，教师对儿童缺少关心和爱抚等，都有可能造成儿童的厌学情绪。

（2）家庭教养方式不当

父母望子成龙心切，重分数，不重实际潜能的开发，经常就学习

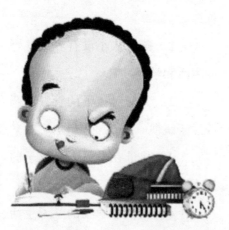

问题责骂或毒打孩子，会使儿童对学习产生畏惧心理和厌烦情绪。有的父母重钱轻学，特别是个体经营或利用业余时间从事"第二职业"的父母，时常要子女前去助工或有

意无意地给子女灌输"拜金主义"，对儿童的厌学情绪有重大影响。

针对上述原因，我们应该从以下几个方面入手去改变孩子的厌学症：

（1）父母不要用催促的态度，这样会让孩子产生反感。孩子不喜欢父母干涉他的生活，凡事喜欢按照自己的计划进行。

（2）孩子白天在学校的时间较长，大脑已经疲劳。对黑猩猩的实验表明，黑猩猩学习一小时便会很不耐烦，人类的小孩也是如此。所以孩子回家后，不要立刻逼他做功课，让他先玩一会儿，这样可恢复体力，从而提高学习效率。

（3）家长可以帮助孩子做计划，帮助他养成独立学习的习惯；制定时间表，告诉孩子必须踏实地实践，建立责任感。

（4）了解孩子的个性。孩子有他自己的一套学习方法，必须适度地尊重他。偶尔不妨让他在失败中积累经验，锻炼他对挫折的耐受力。

（5）为孩子买参考书，请家教补习，不见得就能提高孩子的成绩。建立孩子的成就感及正确的学

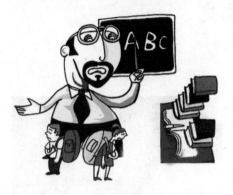

习动机，才能让他产生学习欲望，发挥本身具有的潜能。

（6）除了学校的功课，父母可从旁观察孩子的喜好，培养他对事物的兴趣，使他的生活变得更加丰富，这样不但可以培养孩子的良好个性，还会增强他的读书意愿。

（7）父母在忙碌的工作之余，对有限的亲子时间更要善加把握。孩子的作业，父母绝不可代做。孩子很容易在同样的地方出错，所以在他做功课时，家长可从旁指导，告诉他正确的方法，态度必须亲

切、耐心，切忌急躁、不耐烦。

（8）未满学龄提前入学的学生，学习心理准备不足，用压迫、强制的方式，只会降低他的学习能力。家长不应只一味要求孩子拿高分，最重要的是让孩子有自主的学习方式。老师及家长必须让孩子具有良好的学习动机，并设法使他保持下去，才有利于他以后的学习。

（9）让孩子养成有规律的生活习惯，按时作息，准时上学，按时完成家庭作业，有充分的睡眠、运动、营养，纠正他的不良习惯。健康状况良好自然也会拥有较高的学习能力。

（10）孩子有多方面的经验会增加学习意念。他对世界知道得越多，就越想多知道一些相关的知识。知识并不全都来自于书本，在家庭中，讲故事、猜谜语、讲笑话、闲聊，都可增加孩子的自信和语言能力，同时也是培养感情、亲子沟通的良好渠道。

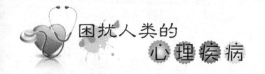
师生恋

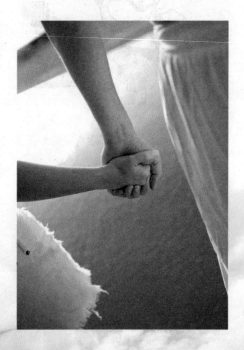

在菁菁校园中的少男少女，除了和同学朝夕相处外，接触最多的就是学识渊博、谆谆教诲的老师。老师对学生的热心的教导、关怀，常会带给学生许多幻想、崇拜甚至是爱恋。所以师生恋一直以来都层出不穷。然而，因为老师自古以来就是被定位成一个负责传道、授业、解惑的长者，和学生之间的关系是上下有别的，所以师生恋又是一个历久不衰、颇具争议性的话题。打开电视机或是翻开报纸，也都可见师生恋的踪迹。另外，更有许多经过校方处理而未被揭露或因保密良好未被公诸于世的师生恋在发烧持续中。更复杂一点，师生恋往往也会和性侵害扯上关系。

其实，师生恋并不是一个特殊的现象，它也是一种很正常、很普遍的现象。教师在学生面前，需要保持"良师益友"的形象，遵守"学高为师，身正为范"的师德要求。所以，一般的老师在学生的眼里都很有内涵、很善良，尤其是成熟的男老师对女学生有很大的吸引力。成熟的男老师身上所具有的那种气质，绝对不是和女生同龄的男生身上所具有的。而女老师呢，她们对学生的关爱，会让男学生们感到无比温暖，所以大多数女老师在男生眼里都很善良、很温柔。青春期的学生们正处于心理的波动和烦躁的时期，内心常常感到孤独和无助，所以老师的关爱容易让他们产生依赖。从教师这个群体来说，关爱学生是一种习惯，而且学生的依赖很容易让老师产生很强的责任感。所以说师生恋其实也是在老师和学生的频繁接触中发生的一种正常现象。

同"老少恋"一样，"师生恋"大多数也不会有好的结局，这是因为：

（1）少女此时的思想和情感尚处于幼稚不成熟的阶段，对老师的背景、性格等各方面缺乏了解和判别，多半是一时感情冲动，盲目

性很大。也许恋情来得的确热烈，但由于缺乏实在的基础，很难持久。

（2）中学时代谈恋爱容易分散精力，影响学业。一个很有发展前途的少女有可能由于和老师谈恋爱又不为周围的人接受，感情受挫而无心学习，使学习荒废，甚至辍学。

（3）如果老师已有家室，那么扮演不光彩的"第三者"角色，更是会遭到家庭和学校反对、社会舆论谴责、老师伴侣的怨恨，这几种压力会使该学生难于在社会上做人。

那么，为何很多名人都喜欢娶学生为妻呢？原因有以下几个：

（1）名人依然不愿摆脱中国男人愿娶娇妻的传统心理。

女学生通常比老师年龄小，虽然也有师生年龄相仿的，但年龄相仿的师生恋极少有成功的例子，而年龄悬殊大的师生恋的成功率就非常高。这首先是女性的那种恋父心

理在作祟，她们认为男人比女人大十几岁甚至二十几岁也无所谓。而有些名人则认为，自古中国男人娶娇妻就是一件美事，可以极大地满足他们的男人心理。

（2）志趣相投，有知音般的感觉。

很难想象，若不是志趣相投，师生间年龄相差那么大如何能走进婚姻殿堂。许广平就是因为爱好文学，喜欢听鲁迅讲文学课而对鲁迅着迷的；张兆和要不是有文学爱好，沈从文当时又在文学上斩露头角，她是怎么也不会答应和沈从文结婚的；而余秋雨是研究戏剧的，马兰是演戏的，两个人肯定有着广泛的讨论空间，不一拍即合才怪。

（3）名人内心其实很孤独，很容易感动。

名人都是事业狂，他们也许与社会其他群体格格不入，又缺少知音，所以他们的内心其实很孤独。而这时若有细心的女学生接近他，又往往以求教为名，与老师探讨共同感兴趣的话题，老师会很欣赏这种女学生。倘若女学生还能从生活细节上去关心老师，老师便会觉得这是一个"贤内助"的好人选。师生间接触多了，往往是学生主动示爱，老师当然会欣然接受了。

（4）一旦成为夫妻，名人依然长期拥有心理上的优势。

妻子既是学生，学生妻子必然夫唱妇随；因为是共同的话题切入而进入情爱状态，所以妻子也是知己；妻子还是事业上的助手，像秘书一样。许多名人先妻而逝，遗孀就承担起搜集整理资料出版的重任，也只有学生妻子才能很耐心地做到这一点。

考试综合征

"考试综合征"是指考试前精神过度紧张，出现失眠、头痛，参加考试的时候头脑发胀、心跳过速，手脚不自主地颤

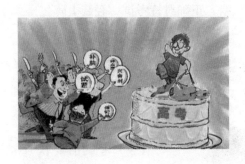

抖，口干舌燥，出汗多等症状，严重者甚至两眼发黑、发生昏厥。本症起症原因主要是精神压力太大，过于紧张，同时也与不适应考试环境，考前准备不充分，对考试信心不足，有一种恐惧的心理等因素有关，当然也与本人的性格、体质有关系。平素有"考试综合征"的人

应加强体质锻炼，增强身体素质；考前保证睡眠，以便在考试时更好地发挥出自己应有的水平。

能否适应考试、获得好成绩，不仅取决于学生的文化知识水平，更取决于学生的心理素质和心理健康情况。它需要学生具备较高的知识文化水平、坚强的意志和自觉果断的心理能力。缺乏任何一方面必备的心理能力，都可能导致考试失

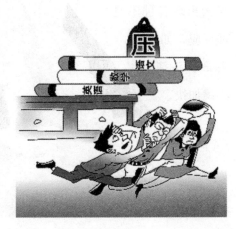

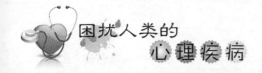

败，诱发多种情绪障碍和身心功能紊乱，产生考试综合征。

学生由于某种主客观因素，当面临重大的考试时会产生紧张心理，这是一种正常的应急性心理反应，不能视为心理疾病。所谓考试综合征，是指必须多次反复或经常面临考试情境屡屡出现相似的病症，如不及时纠治，常可导致恶性循环，直至达到无法应考的严重程度。

考试综合征的主要表现：

（1）考试前心神不定，精神极度焦虑，记忆力下降，思维迟钝。

（2）考试前或考试当天出现各种不良生理反应，如发烧、头晕、头痛、心跳加快、

出虚汗，甚至休克，产生所谓晕场等现象。

（3）考试时感到头脑出现空白，思维能力降低，手足无措，心慌意乱，难以控制自己的情绪和思维，对考不好的严重后果感到恐惧。

怎样才能克服和预防考试综合征：

（1）要清除心理紧张恐惧情绪，正确对待考试，轻装上阵。

（2）培养自信心，充分地估计自己的知识和才能，不要自高自大，也不要羞怯自卑，勇于进取。

（3）考试前要认真复习准备，不要打无准备的仗，尤其是平时要用功学习。

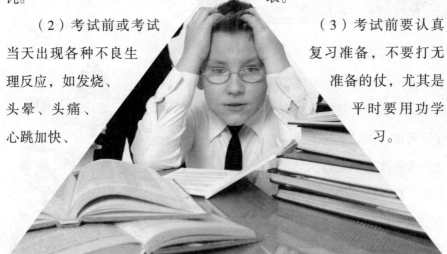

（4）考试前要合理安排复习时间，劳逸结合，保证充足的睡眠，提倡两次睡眠制度，（夜间睡8小时，午睡1小时），使大脑保持清醒的状态。

（5）在紧张考试复习中间适当安排文体活动，消除紧张心理和大脑疲劳状态，重大考试前1~2天停止紧张的复习，注意身心松弛，充分休息。

（6）考试时发现"怯场"不要紧张、惊慌，要自我鼓励，想着自己有能力战胜"怯场"。最好是转移注意，暂停"回忆"；过一会儿等抑制解除后，再"回忆"遗忘的内容，可能就会想得起来了。

（7）转移注意力的办法很多：①可以安静下来，伏在桌子上休息片刻；②如能获得监考人员的允许，可到室外做几次深呼吸，以使紧张的情绪放松；③考生可回忆一件令人十分愉快的往事，使自己超脱考场的紧张心理。但上述几种方法的时间均不宜过长，以免影响考试做题的时间。

（8）遇到难题，若一时想不出某试题的答案，思维僵化时，可转移注意力，跳过难题，着手做另一个比较容易的问题，然后再回过头来，做这道试题。

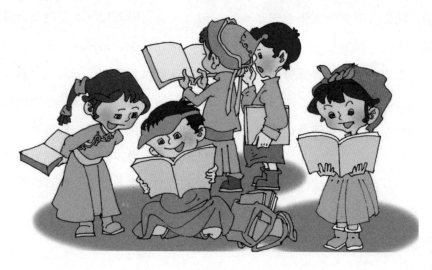

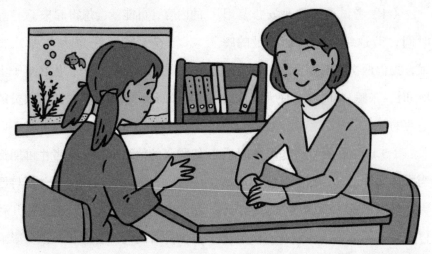

（9）学校老师应该教育学生如何科学用脑，避免超负荷的"题海战役""疲劳战术"。

（10）正患考试综合征的患者应在心理医生的指导下，采用"行为治疗"，如脱敏疗法和暴露疗法，使患者对恐怖紧张心理逐步脱敏和适应。

（11）考试综合征患者可在心理门诊医生的指导下，在临考前半个小时左右服用利他林、佳静安定等药物。但要注意：①药物种类及剂量必须由医生根据经验因人而地使用；②必须在事前试用，适应后方能在考试时服用；③千万不要自行随便试用，否则可能因药物剂量不恰当，反会影响正常考试；④即使有效，亦只能短期使用，仅为应付考试，决非根治疗法，家长务必认真对待。

（12）考试中发生考试综合征时，可先深吸一口气，同时闭目养神，屏住呼吸，稍停一会再慢慢呼出，这样反复多次，可达到全身放松的目的，使自己的紧张心情逐渐平静下来。也可自备一些清凉油、风油精放在鼻前闻一闻，然后可伏在桌子上休息片刻。这样可以避免晕倒或虚脱的发生。

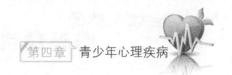

网络综合征

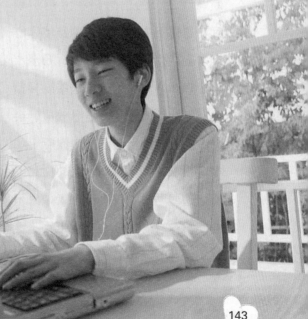

络综合征是人们由于沉迷于网络而引发的各种生理、心理障碍的总称。

中学生的确存在网络成瘾或沉迷现象。被判定为成瘾的学生，每周平均上网时数约在20小时以上，比未上瘾者多很多，而且每周上网时间越长，网络沉迷的倾向越高。这些沉迷于网络的学生经常无法有效控制管理上网时间与金钱，也容易与父母、师长等关系破裂，甚至因为上网时间太长而赔上健康。就是说，上网时间越长，就越会情不自禁想再上网，一旦不上网便十分痛苦。而每周上网时间愈多，所出现的人际关系问题也会更加严重。

这项研究中的成瘾高危险群，平均每周上网时数为19.6小时，与1996年以来国外研究所得的数值相去不远。

专家发现，网络综合征患者由于上网时间过长，大脑神经中枢持续处于高度兴奋状态，会引起肾上腺素水平异常增高，交感神经过度

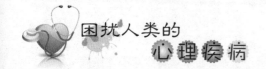

兴奋，血压升高，植物神经功能紊乱。此外，还会诱发心血管疾病、胃肠神经官能症、紧张性头痛等病症。

网络是一个庞大的信息系统，普通人是在常信息交流中接到常信息，看到、听到的是一些正常的东西。但对心理工作者而言，我们必须看到信息网络中确实有相当多的变异信息路径。年轻人敏感、好奇，富有幻想，特别是世界观没有形成，一旦其心路和这些变异信息路径接上，往往不能自拔，新奇、幻想不断，在变异的信息路径上越走越远。这样下去，对他们的身体、心理就会产生许多不良影响，乃至产生心理障碍。可怕的是这些变异信息路径往往产生变异信息效应，会使人在特定的情形下产生视听上的变异，即医学中所说的幻视和幻觉。这些结果不仅会给个人带来不良结果，有时还会给社会带来不良影响。

网络综合征解决方法：

（1）对于上网之人来说，一定要注意保持正常而规律的生活，不要把上网作为逃避现实生活问题或者消极情绪的工具。

（2）上网要有明确的目的，有选择性地浏览自己所需要的内容。

（3）上网过程中应保持平静心态，不宜过分投入。

（4）平时要丰富业余生活，比如外出旅游、和朋友聊天、散步、参加一些体育锻炼等。

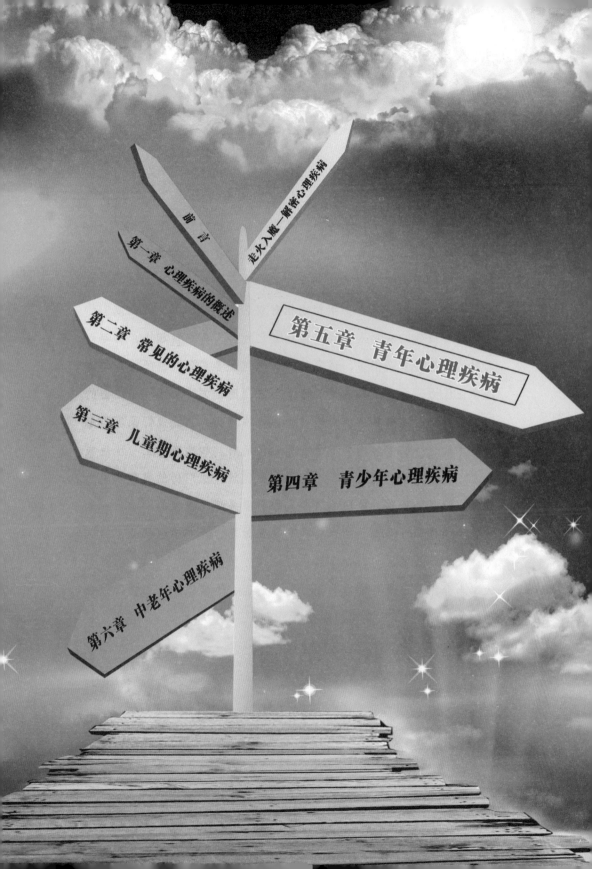

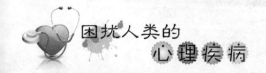

　　度过了叛逆的青少年时期，步入逐渐成熟的青年时期。这一阶段的青年人大多会认为自己已经是成人了，有足够的能力应对所有的事情了，于是变得自负起来。其实，这一时期还属于人格的养成时期，青年人只是与青少年相比相对成熟了一些，但是要说他们已经是心智成熟的成年人了，恐怕还言之过早。与之前相比，青年人面对的社会要复杂很多，遇到的社会问题也各式各样，不再是单纯的学业压力，也不是青春期的懵懂不安，而是方方面面。多方面的压力和挫折会使青年人的心理受到巨大的考验，因此他们很容易患上焦虑症、恐怖症、恋爱综合征等心理疾病。和所有患上心理疾病的人一样，如果不能得到及时的引导和疏解，他们仍然很容易走上偏路。而且处于这一阶段的青年人中有很多还是在校的大学生，他们处于学校和社会接轨的这样一个特殊时期，既有来自学业上的压力，又有就业的压力，很容易出现心理方面的障碍。本章我们就为大家来介绍一下青年期容易出现的焦虑症、恐怖症、恋爱挫折综合征，以及大学生常见的心理障碍等。

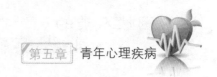

焦虑症

我们每个人都知道什么是焦虑：在你面临一次重要的考试以前，在你第一次约会之前，在你的老板大发脾气的时候，在你知道孩子得了某种疾病的时候……你都会感到焦虑。焦虑并不是坏事，焦虑往往能够促使你鼓起勇气，去应付即将发生的危机。

焦虑是有进化意义的，但是，如果你有太多的焦虑，以至于患上焦虑症，这种有进化意义的情绪就会起到相反的作用。它会妨碍你去应付、处理面前的危机，甚至妨碍你的日常生活。如果你得了焦虑症，你可能在大多数时候没有什么明确的原因就会感到焦虑；你会觉得你的焦虑是如此妨碍的你的生活，你什么都干不了。

"焦虑"这个词在我们的日常生活中被广泛使用，所以许多人对它在变态心理学或者临床诊断中有什么不同的含义感到糊里糊涂。特别是"焦虑"这个词在日常用语中往往表达和"害怕"差不多的意思，这就更加容易让人混淆。当我们在临床上说"焦虑"时，它指的是一种没有明确原因的、令人不愉快的紧张状态。而"焦虑症"

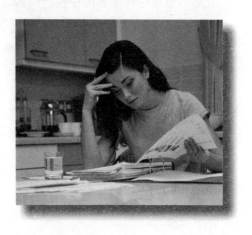

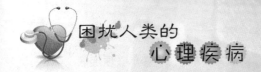

是很大一类障碍的总称，不仅包括我们平时所指的焦虑症（在正式诊断中，我们叫做一般性焦虑症），而且还包括强迫症、恐怖症、惊恐症、创伤后障碍等。这里我们专门介绍一下我们平时所指的焦虑症。

到底焦虑症是由什么引起的？这是个很复杂的问题，到现在为止我们还不能完全回答这个问题。但是，现有的研究显示：

（1）躯体疾病或者生物功能障碍虽然不会是引起焦虑症的唯一原因，但是，在某些罕见的情况下，病人的焦虑症状可以由躯体因素引发，比如甲状腺亢进，肾上腺肿瘤。而且，许多研究者都试图找出是不是焦虑症患者的中枢神经系统，特别是某些神经递质，才是引发焦虑症的罪魁祸首。很多研究都集中在两个神经递质上：去甲肾上腺素和血清素。很多研究发现病人处于焦虑状态时，他们大脑内的去甲肾上腺素和血清素的水平会急剧变化。但是，我们并不是很清楚到底这些变化是焦虑症状的原因还是

结果，所以还不能判定。

（2）认知过程，或者是你的思维，在焦虑症状的形成中起着极其重要的作用。研究发现，抑郁症病人比一般人更倾向于把模棱两可的、甚至是良性的事件解释成危机的先兆，更倾向于认为坏事情会落到他们头上，更倾向于认为失败在等待着他们，更倾向于低估自己对消极事件的控制能力。

（3）而且我们发现，在有应激事件发生的情况下，更有可能出现焦虑症。对焦虑症的起因，不同学派的研究者有不同的意见，尽管这些意见有可能并不一定是相互冲突的，而是互补的。生物医学研究者、认知行为研究者、精神分析学派的研究者从各自的理论出发，为焦虑症提供了不同的治疗方法：

（1）精神分析治疗

因为精神分析学把焦虑症的起因归结为压抑的无意识冲突，所以，焦虑症的精神分析治疗就是帮助患者领悟他们的内在心理冲突的根源。

（2）认知行为治疗

根据患者具体症状的不同，运用行为治疗的医生有两种不同的方法来治疗焦虑症。

①如果患者的焦虑症状与某些确定的情境有关，那么医生会通过运用"情境分析"（一种行为治疗技术）来找出患者的焦虑症状是由情境中的哪些关键因素造成的。然后医生运用"系统脱敏"的技术，降低患者对这些特定因素的焦虑程度。

②如果患者的焦虑症状游离于任何特定情境也就是不与某种特定环境有特殊的关系，那么医生就会运用"放松训练"来降低病人的总体紧张水平。

另外，由于焦虑症患者经常表现出无助感，所以治疗者会帮助患者通过学习有用的技巧（比如社交技术、直言技术），来提高患者面对各种情境的信心。由于焦虑症患者特有的认知方式容易把模糊的刺激解释为威胁，容易过高估计消极事件发生的可能性，认知治疗常常被用来改变患者的认知方式。

（3）药物治疗

抗焦虑药物是最常用的治疗焦虑症的方法。但是抗焦虑药物有很多副作用，比如嗜睡、抑郁，长期服用甚至会对某些内脏器官造成损害；而且抗焦虑药物往往有成瘾性。抗焦虑药物的最大问题是，一旦患者停止服用，几乎可以肯定的是症状会重新出现。当病人是通过服药来降低焦虑症状时，他们就会（正确地）把自己症状的好转归结为药物的作用，而不是他们自己的改变。于是，当他们停止服药时，当然会觉得情境是不可控制的，于是又会变得焦虑。

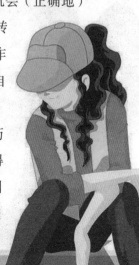

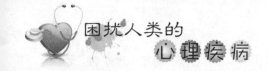

恐怖症

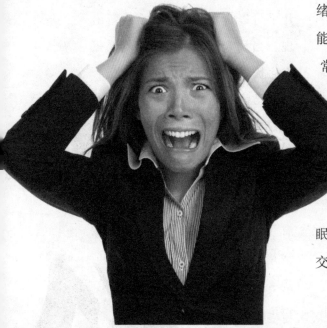

恐怖症是指病人具有一种在正常情况下对某一特定物体、人际交往或处境，产生异乎寻常的强烈恐惧或紧张不安的内心体验，从而出现回避表现，难以自控；当面临所恐惧的物体或处境时，会出现显著的焦虑。根据恐怖对象的不同，恐怖症可分为社交恐怖症、物体恐怖症、疾病恐怖症、旷场恐怖症、动物恐怖症等。

（1）社交恐怖表现

患者对自己在公共场合出现情绪紧张、脸红等症状感到焦虑；不能正视别人的视线，否则就感到非常难堪，致使谈话无法集中精力进行，担心自己的面部表情会引起别人的反感，并且对此惶恐不安；别人丢了东西，议论起来，也会脸红，全身哆嗦，晚上失眠；回避与人接触，厌恶一切与人交往的的活动。

（2）动物恐怖表现

对某一类动物的恐怖。

（3）对特异处境的恐怖

如高处、黑暗、幽闭、学校。

（4）疾病恐怖的表现

如对癌症、梅毒、结核、心脏病等疾病的恐怖。

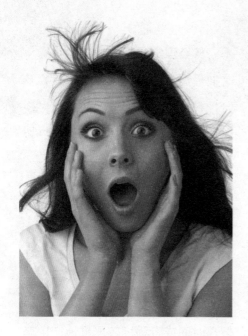

倘若我们要了解恐怖症的主要特征，那么其主要咨询要点有以下几个：

（1）了解病因和发病机制

遗传因素可能与本病的发病有关。患者常有胆小、内向、羞怯、被动、依赖性强的个性，这是既往曾经遭受过意外事件的恐吓、儿童时的创伤体验造成的不良后果。患者对某些特定刺激唤起过深刻强烈的惊恐情感反应，继而被抑制下去了，以后每当遇到和那些特殊体验有联系的相同刺激或情景，则因条件联系而产生恐怖和回避反应。

（2）同病人要建立良好的关系

对病人进行有关本病的科学知识教育，并给予充分的鼓励和支持，以增加其自信心。

（3）运用行为疗法

要求患者不回避曾经引起他痛苦体验的刺激，帮助他能够面对刺激情况，克服不必要的恐惧心理，作出健全的适应性反应。

（4）运用心理分析法

让病人倾诉和回忆，帮助病人分析、找出他早年重大的挫折或创伤性的生活事件，分析出潜意识中的心理冲突，使之上升到意识层次。病人达到"领悟"层次，其恐怖症状往往会很快消失。

恋爱挫折综合征

俗话说：男大当婚，女大当嫁。青年男女恋爱结婚，建立一个幸福美满的小家庭，这是纯洁爱情的归宿和升华。高尚的爱情有益男女双方的身心健康，给双方以美的享受。但如果遇到在婚姻问题上处理不当，失恋，单相思，违心与他人成婚，大龄姑娘或小伙子爱情来迟等问题，患者精神上都会受到不同程度的刺激，产生不良的心理，从而导致恋爱病。

幸福的爱情可以给人以美的享受，并且有益于身心健康，一旦爱情因失恋而受到挫折，精神也会因此蒙受极大刺激，人便显得烦恼、忧伤、思维迟钝、精神萎靡、食欲不振，心理学家把这种因失恋而引起的症状称为恋爱挫折综合征。

从心理学角度看，失恋是青年时期最严重的挫折之一，但只要及时进行自我心理调节，便会慢慢恢复。如果不能正确处理对待，以致

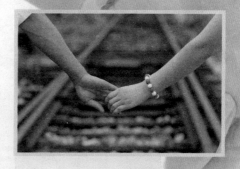

较长时间或者程度较严重地产生恋爱挫折综合征，则会引起下丘脑功能紊乱，且通过植物神经影响到内脏器官，出现多种病理反应，如心率加快、血压升高、胃肠道反应性痉挛、以及心慌、头晕、腹痛和免疫功能下降。

所以情感上遇到挫折时，要做

到：

①理智：绝不能因此而视对方为敌，采取暴力手段；

②倾吐：找个好朋友倾吐自己的不幸，争取得到真诚的劝慰，把郁结在心头的烦恼发泄出来；

③升华：摒弃挫折，在事业和生活中确立一个新的目标；

④转移：把自己的情绪转移到其他方面，听听轻松音乐，参加文体活动，练书绘画等，既陶冶情操，又可转发转移情绪，消除烦恼。

恋爱挫折综合征的表现有：青年人恋爱过程中出现的过于激动不安、单相思、烦恼、焦虑、忧伤、猜疑、厌恶、愤懑、颓唐等不良情绪，会使大脑皮层受到刺激，引起下丘脑功能紊乱，并通过植物神经系统影响到内脏器官，出现病理反应。交感神经发放冲动增加，便会心率加快，血压上升，胃肠道反射性痉挛，分泌减少，出现心慌、头晕、腹痛、食欲减退等症状；副交感神经兴奋，可使冠状动脉收缩，支气管痉挛，胃肠道蠕动加快，出现胸闷胞瘤、咳嗽哮喘、腹痛腹泻等症状。不良的刺激会使精神失常、引起癔病、哭哭笑笑、语无伦次，或毁坏衣物、自毁面容等。

患恋爱挫折综合征的患者常会有以下几种心态：

（1）羞愧难当，陷入自卑与迷惘，"从此无心受良宵，任他明月下西楼"，心灰意冷，走向怯懦封闭甚至绝望、轻生，成为爱情殉葬品。

（2）对抛弃自己的人仍一往情深，对逝

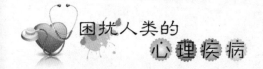
去的爱情充满美好的回忆与幻想，自期欺人，否认失恋存在，而陷入了单相思的泥潭；也有人会出现一种既爱又恨的特殊感情矛盾。

（3）因失恋而绝望暴怒，失去理智，产生报复心理。或攻击对方；或自残；或从此嫉俗厌世怀疑一切男性，看什么都不顺眼；或从此玩世不恭，得过且过，寻求刺激，发泄心中不满。

精神刺激会引起体内某些化学物质的改变，如恋爱受到挫折，失恋带来的烦恼与痛苦，会导致体内化学物质苯乙胺含量减少，影响大脑皮质的兴奋与抑制的平衡，使大脑皮层出现抑制状态，精神萎靡、无精打采、四肢无力、昏昏欲睡、不思饮食。同时，机体免疫力下降，易患感染性疾病。如果不能从苦闷中解脱出来，久而久之，还会引起器质性病变，发生冠心病、高血压、哮喘、溃疡等病，到那时就悔之晚矣了。

一般认为，治疗恋爱挫折综合征的良药是树立远大的理想、正确的恋爱观，培养乐观主义情绪，从失败的恋爱中取得正面或反面的教训，用坚强的理智克服脆弱的感情；以勤奋的工作，高尚的情绪，美好的理想来摆脱爱情的苦恼，不要做"爱情至上"的俘虏。

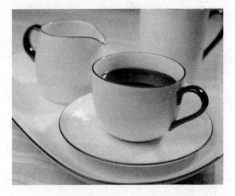

要心胸开朗、豁达大度，学会控制自己的情绪，即使在恋爱中遭到坎坷，也不要悲观失望，应正确去处理。恋爱期间应自尊自重，不可过度升温，轻率从事，给自己造成麻烦。在日常生活中要注意劳逸结合，生活要有规律，保证体内生物钟的正常运转。这样，就可以预防恋爱病。

大学生常见的心理障碍

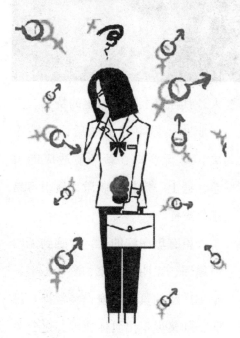

有关研究和统计结果表明，大学生在心理上的确存在着一系列不良反应和适应障碍，有的甚至到了极为严重的程度，因心理障碍而休学、退学的比率目前仍呈上升趋势。大学生中常见的心理障碍有以下几类：

（1）神经症

神经症也称心理症，主要是由心理因素造成的。对于处在青年期的大学生来说，这是一种最为常见的功能性疾病。不健全的个性特征是此类疾病的发病基础。在此基础上，如果遇到重大的心理创伤，便

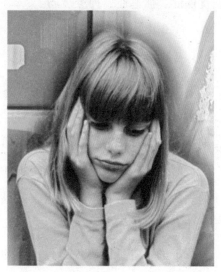

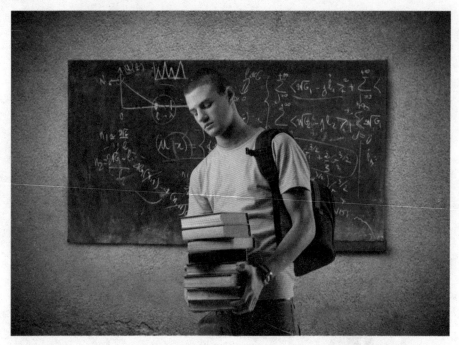

会导致神经症的发生。在大学生中，发病率最高的主要是焦虑症、忧郁症、强迫症、神经衰弱。

①焦虑症

焦虑症是一种常见的神经症。大学生进入新的环境，各方面都要重新开始适应和调整。如果对自己期望过高，压力过大，凡事患得患失，时间长了，就会产生成持续性的焦虑、不安、担心、恐慌，并且还伴有明显的运动性不安以及各种躯体上的不舒适感。患有焦虑症的人，其性格上也有一定的特点，大多胆小，做事瞻前顾后，犹豫不决，对新事物、新环境适应能力差，遇上一定精神刺激，就很容易患焦虑症。

患有焦虑症的人，常感到无明显原因、无明确对象、游移不定、范围广泛的紧张不安；经常提心吊胆，却又说不出具体原因；过分关心周围事物，注意力难以集中，从而使工作和学习效率明显下降。治疗焦虑症，一方面可进行药物治疗，一方面可进行心理训练，如各种自我松弛训练、气功、生物反馈疗法等，都有一定的效果。

②忧郁症

忧郁症是大学生中常见的一种心理障碍，主要表现为悲伤、绝望、孤独、自卑、自责等，把外界的一切都看成"灰暗色"的。有的大学生对枯燥的专业学习不感兴趣，对刻板的生活方式感到厌烦，为自己学习或社交的不成功而灰心丧气，从而陷入抑郁悲观状态。长期的忧郁状态会导致思维迟钝、失眠、体力衰退等，对个体危害是很大的。

大学生患忧郁症的比例较高，这主要是由于：一方面，他们对社会有各种强烈的需求，极力想表现出自己的才能；另一

方面，他们对社会的复杂性缺乏认识，对自身行为的合理性和可能性了解得不够深刻，加上人生观、价值观尚未稳定建立，对挫折的承受能力与心理防卫机能不成熟、不完善，因而很容易表现出忧郁的情绪和心境。

一般来讲，神经性忧郁症患者在病前大多能找到一些精神因素，如生活中的不幸遭遇，学习中遇到重大挫折和困难，在公共场合中自尊心受到严重伤害等。

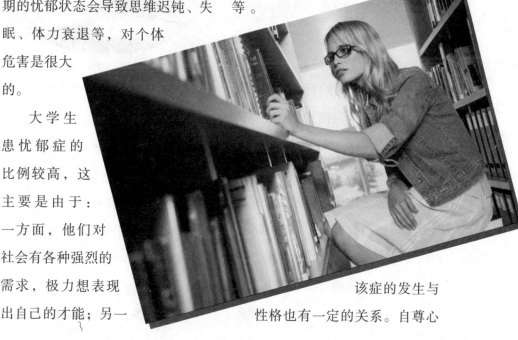

该症的发生与性格也有一定的关系。自尊心

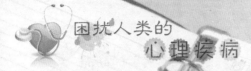

一向很强的人，在受到挫折后，很容易产生失望、自卑而发病；性格不开朗、多愁善感、好思虑、敏感性强、依赖性强的人，在精神因素作用下，也容易发生忧郁症。

忧郁症的克服，可以采用以下几种方法：

一是学会将自己的忧伤、痛苦以恰当的方式宣泄出来，以减轻心理上的压力。例如，倾诉、写日记等，都可以减少心理负荷。

二是多与其他同学交往，尝试从另一个角度看待自己所面临的问题，开阔视野。

三是有意识地参加一些实实在在的活动，如体育锻炼、文化娱乐活动等，将自己从苦恼中解脱出来。

③强迫症

强迫症是指患者在主观上感到某种不可抗拒和被迫无奈的观念、情绪、意向或行为存在。患有强迫症的人，明知某种行为或观念不合理，但却无法摆脱，因而非常痛苦。这种症状大多是由强烈而持久的精神因素及情绪体验诱发而来的，与患者以往的生活经历、精神创伤或幼年时期的遭遇有一定的联系。

大学生患强迫症多与其性格缺陷有关，如缺乏自信，遇事过分谨

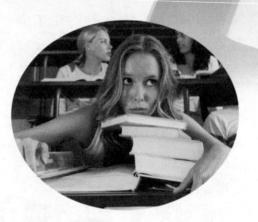

慎，生活习惯呆板，墨守成规，害怕出现不幸，活动能力差，主动性不足等。强迫症的根治是比较困难的，但向患者解释精神生活中的各种知识，增强他们的自信心，对缓解症状可以起到一定效果。另外，行为疗法对强迫动作也有一定效果。

④神经衰弱

神经衰弱也是大学生中极为常

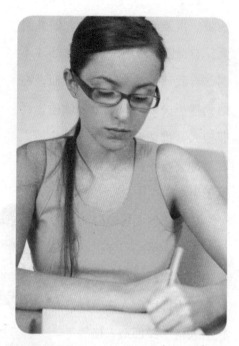

灵，对社会、对人生思虑过多，在家庭问题上、恋爱问题上犹豫徘徊等。所有这些，在患者头脑中产生了强烈的思想冲突，使得神经活动过程强烈而持久地处于紧张状态，超过了神经系统本身的张力所能忍受的限度，从而引起崩溃和失调。

神经衰弱的学生应合理安排学习和生活作息，适当参加娱乐活动和体育锻炼，并进行必要的心理治疗，一般可以收到较好的效果。

（2）人格障碍

人格，通俗地讲，就是人的个性。在大学阶段，大学生的人格特征在遗传和后天因素影响下已基本形成。但有些大学生人格中存在着不良特质。一方面，这些不良的人格特质严重影响着他们的学习、人际关系及社会性活动，由此产生各种心理问

见的心理障碍。它的特点是容易兴奋，迅速疲倦，并常常伴有各种躯体不适感和睡眠障碍。引起神经衰弱的原因是长期存在的某些精神因素引起大脑机能活动的过度紧张，使精神活动的能力减弱。有易感素质和不良性格特征的人，更易患神经衰弱。

大学生神经衰弱的发生，主要是缺乏面对现实的勇气和良好的适应能力造成的，如学习负担过重、专业思想不稳定、个体自我调节失

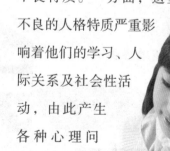

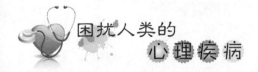
题；另一方面，当大学生意识到这些不良方面及其后果而又无力改变时，会表现出消极性防御反应及自我否定，结果给个体的顺利发展造成严重影响。

一般说来，所谓人格障碍是指人格系统发展的不协调，主要表现为情感和意志行为方面的障碍。有人格障碍的大学生一般能处理自己的日常生活和学习，智能是正常的，意识是清醒的，但由于缺乏对自身人格的自知，常与周围人发生冲突，且很难从错误中吸取应有的教训加以纠正。

人格障碍种类很多，大学生中较为常见的有三种：

①偏执型人格障碍

这类人格障碍的特点是主观、固执、敏感多疑、心胸狭隘、报复心强。一方面，骄傲自大，自命不凡，总认为自己怀才不遇，自我评价甚高；另一方面，在遇到挫折失败时，又过分敏感，怪罪他人，推诿客观，很容易与他人发生冲突与争执。这类人格障碍多见于男大学生中。

②情感型人格障碍

这类人格障碍在大学生中所占比例较高。它可以表现为抑郁型人格、躁狂型人格、躁郁型人格等三种形式。

抑郁型人格多表现为情绪抑郁、多愁善感、精神不振、少

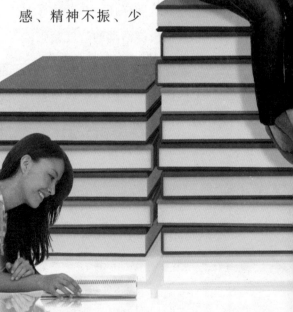

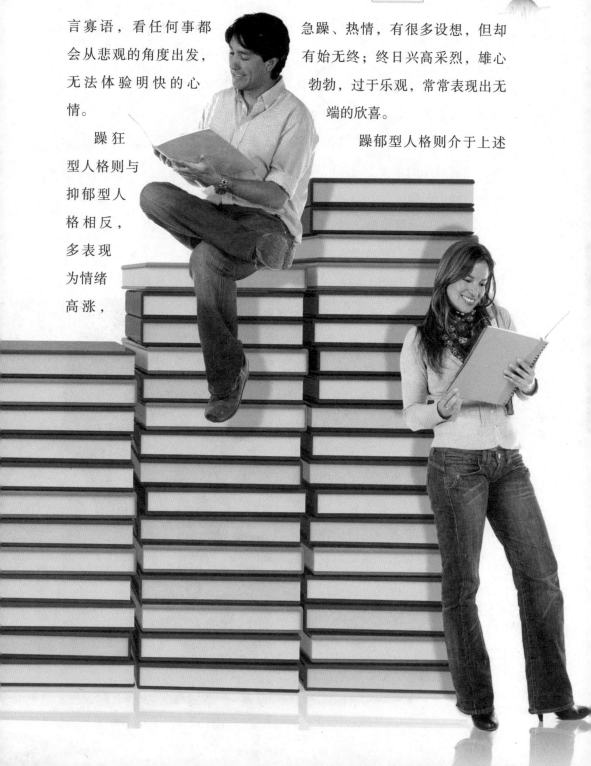

言寡语，看任何事都会从悲观的角度出发，无法体验明快的心情。

躁狂型人格则与抑郁型人格相反，多表现为情绪高涨，急躁、热情，有很多设想，但却有始无终；终日兴高采烈，雄心勃勃，过于乐观，常常表现出无端的欣喜。

躁郁型人格则介于上述

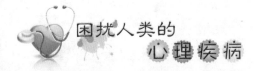
两者之间，有周期性的起伏波动，时而情绪高涨，对一切都表现出极大兴趣，很是兴奋；时而情绪低沉，一落千丈，完全表出抑郁型的特点，心情灰色，干什么都没有兴趣。这种波动的程度、持续时间及周期都因人而异。

③分裂型人格障碍

分裂，主要是指这类人的人格在情感、意志、行为上的不一致。主要表现为内倾、孤僻，言语怪异，不爱交往，不关心别人对自己的评价，常常耽于幻想之中，也可能沉溺于钻研某些纯理论性问题。他们回避竞争性情境，对他人漠不关心、独来独往。具有这种人格障碍的大学生，在孤独的环境中，尚可适应，甚至可以在学业上取得突出成就；但在人多的场合，在带有合作性质的任务中，由于与其他人完全不能相容，因此，往往很难适应，从而导致极度适应不良。

（3）适应障碍

大学生，尤其是低年级的大学生，心理特征表现为敏感而不稳定。大学生在进入大学之后，在学习、生活、人际关系等方面，都会遇到一系列问题。如何迅速调整自己，使自己尽快适应眼前的现实，主动接受几年大学生活的挑战，是每个大学生都面临的最为实际、最为紧迫的问题。适应障碍，就是指由于适应不良而造成的心理障碍，主要表

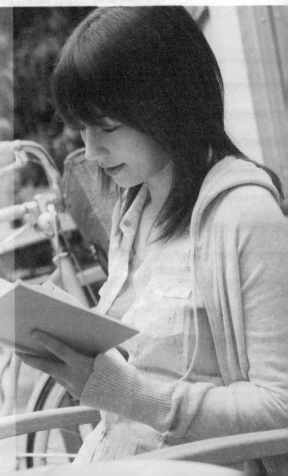

现为失落感、冷漠感和自杀。

失落感，主要是指因大学生对某一事件前后自身感受、评价的强烈反差而形成的一种内心体验。大学生在刚入学时，往往对生活充满着希望，觉得迈进大学就会一切如愿了。然而，随着现实生活的展开，他们逐渐发现生活的本来面目并非如想象的那样充满浪漫情怀。这一现实，对于思想尚存在片面性，生活阅历一帆风顺，而又处于青春躁动期的大学生来说，是未曾料到的。这就很容易导致心理上的不平衡，一下子从希望的塔尖坠入失落的谷底。开始阶段，或许尚有信心奋起，但又时时感到自身力量的弱小，感到改变自己、改变环境的困难，因而很可能索性放弃一切努力，但在情绪上又往往陷入苦闷、彷徨之中。

大学生的冷漠感也是比较普遍的一种现象。它有多种表现形式，如常觉得"干什么都没兴趣""干什么都没劲"，似乎这个世界上就

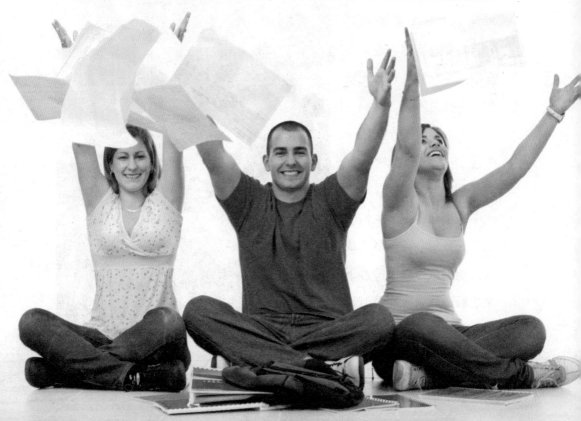

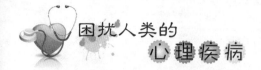
没有值得自己可以为之努力的事。从进一步分析来看，这种现象其实是对自己的存在缺乏一种自觉性，不知自己该干什么，为什么活着。一方面，现代社会信息剧增，大学生往往感到自身的渺小与无力。身在大都市中，孤独感加重了，个体丧失了与他人的感通性，因而冷漠丛生；另一方面，通过激烈竞争而升入高校的学生，一下子失去了奋斗目标，有些无所适从之感。再加上人际关系处理不好，对专业不感兴趣，便会倍感心灰意冷、百无聊赖、虚度光阴。

失落与冷漠产生的一个主要原因是目标的丧失。进入大学以前，上大学成了众多中学生们的第一大梦想。待至梦想成真，他们从狂喜中冷静下来之后，如果未能及时地树立起新的目标，或者未来的目标不具备强大的吸引力，他们就会觉得生活中充满了平淡、乏味与无奈。重新的奋起需要强大的动力，而人又往往是存在惰性的，很容易就此消沉，以对人对事的冷漠来维持自身的心理平衡。如果这种情况发展到极端，就很可能诱发出自杀的意念甚至行动。

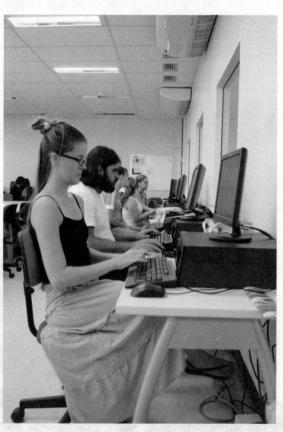

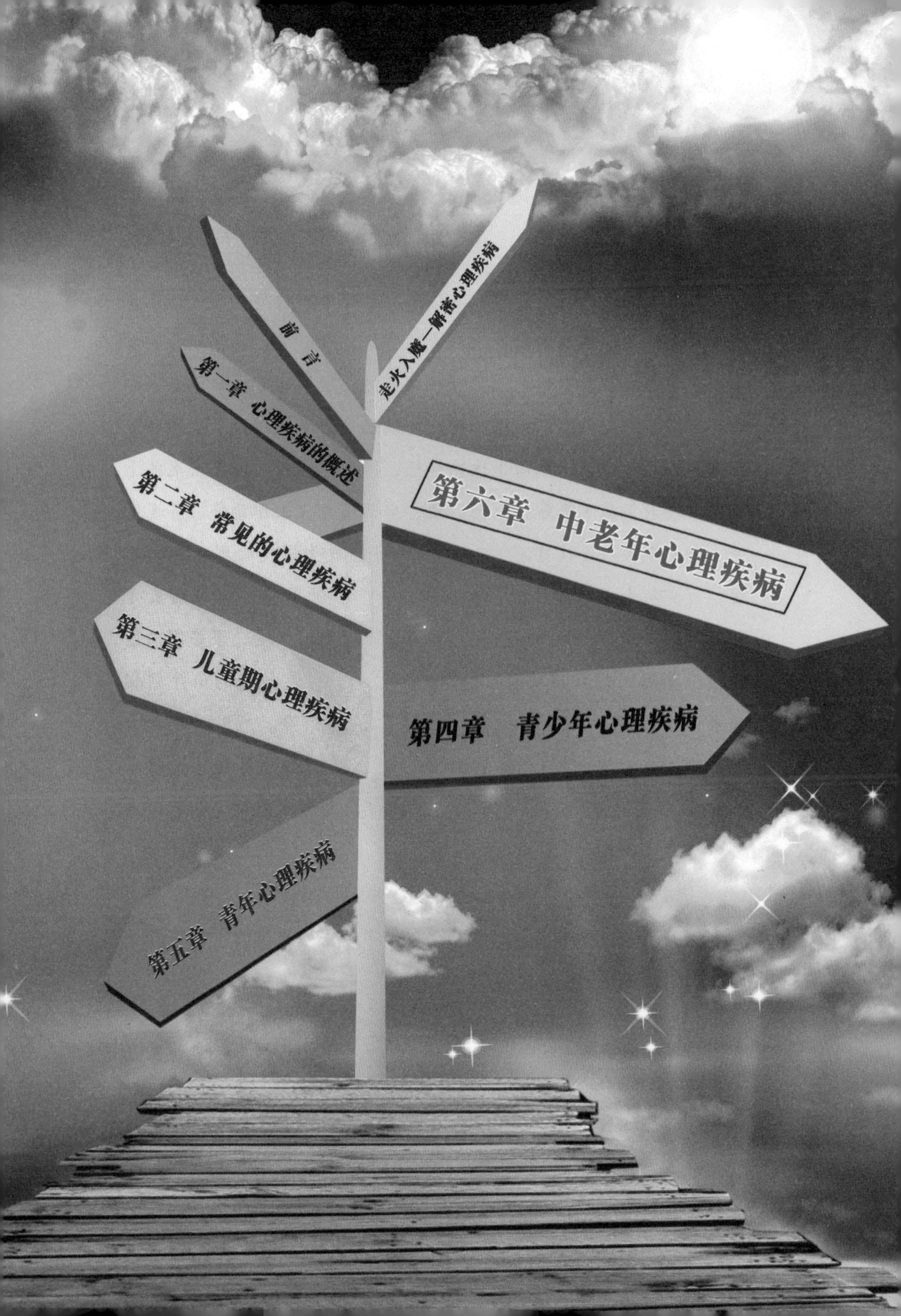
走火入魔—解密心理疾病
前言
第一章 心理疾病的概述
第二章 常见的心理疾病
第六章 中老年心理疾病
第三章 儿童期心理疾病
第四章 青少年心理疾病
第五章 青年心理疾病

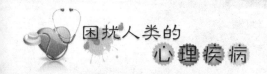

困扰人类的
心理疾病

随着人年龄的增长，人的人生阅历也在不断增加，经历的事情越来越多，心理疾病的出现也越来越频繁。可以说，现代成年人基本上个个都或多或少地患上了或轻或重的心理疾病。比如很多人由于生活工作的压力而患上抑郁症、失眠症，因受刺激而患上精神分裂症，因离退休而出现离退休综合征，因身体机能、健康状况的下降而出现老年痴呆等等。社会因素、生活压力、工作竞争、环境改变、突发事件……这些都可能成为诱发心理疾病的因素。而成年人由于涉世已深，已经形成了自己的一套处事原则，很多观念已经根深蒂固，对他们的治疗则相对来说比较困难。所以对成年人的心理疾病来说，预防比治疗更加重要。因为本书第二章已经对很多常见的成年人心理疾病作了介绍，那么本章我们就来着重介绍一些关于中老年人的心理疾病的知识，为中老年人安度晚年提前打一支预防针。

更年期精神病

更年期精神病是一组在更年期首次发病，以情感忧郁、焦虑或幻觉妄想为主要症状，伴有植物神经与内分泌功能障碍的精神疾病。更年期是指人生由中年向老年过渡的时期，男性为50～60岁，女性为45～55岁。在这期间发生的精神病，通称为更年期精神病。根据表现不同分为更年期综合征、更年期忧郁症和更年期偏执状态三种情况。

本病女性为多见，据统计女性病人较男性多4～5倍。目前，有关更年期精神病的病因仍未明确，但研究者认为内分泌功能减退、精神因素、性格特点和遗传因素几个方面对起病均有一定影响。不论是更年期忧郁症或更年期偏执状态，均

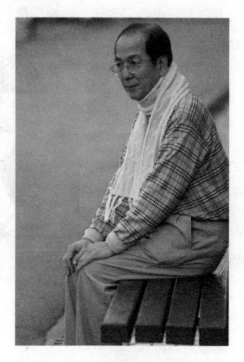

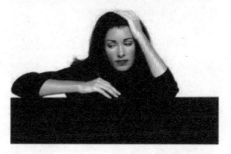

发病缓慢，病程长。

★临床表现

（1）更年期综合征

更年期综合征以植物神经功能失调与情绪障碍为主要特征，表现有阵发性潮热、多汗、焦躁、忧

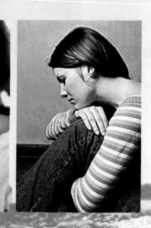

虑、恐惧、易激惹或神经衰弱综合征，性功能障碍。伴有肢体麻木、浮肿、乳房胀、腰酸、腹痛等躯体不适。

（2）更年期忧郁症

早期多有更年期综合征表现。临床表现以情感低落、思维迟钝为主，重者可有自卑、自责、自罪及自杀企图或行为。常伴有明显的焦

虑不安或急性焦虑发作。

（3）更年期偏执状态

更年期偏执状态以嫉妒、疑病、被窃或被害等妄想为常见，可伴有幻觉。幻觉与妄想内容较固定，并影响患者的情绪与行为，而致紧张、焦虑、恐惧、愤怒、冲动、拒食或自伤等。但从不影响患者与环境接触及操持家务，患者常主动倾诉内心体验。

★早期特征

（1）生理异常

生理异常表现为头痛、头晕、心悸、胸痛、失眠、多汗、面部阵阵潮红、四肢麻木、食欲减退、胃肠功能紊乱、便秘、月经紊乱和性功能减退。

（2）心理异常

心理异常主要表现为敏感、多疑、烦躁、易怒、情绪不稳定、注意力不集中等。

随着病程的延长，病情逐渐加

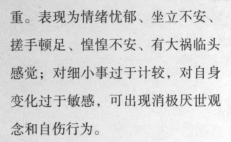

重。表现为情绪忧郁、坐立不安、搓手顿足、惶惶不安、有大祸临头感觉；对细小事过于计较，对自身变化过于敏感，可出现消极厌世观念和自伤行为。

★防治措施

中老年时期，人的身体的内分泌机能减退，该病可能与内分泌腺（主要是性腺）的代谢功能失调有关。精神因素也是导致发病的重要原因。身体方面，常有植物性神经失调及内分泌减弱的症状，如心率加快或迟缓、出汗、四肢发冷等。这就要求处于更年期的老年人采取如下防治措施：

（1）了解更年期卫生知识，认识到更年期是一个正常的生理过程，出现的症状是暂时的，一般要经过1～2年，是可以自行缓解的，因此不必忧心忡忡。

（2）注意生活的规律性，做到起居有时，劳逸结合，要防止工作负担过重，尽量避免过重的精神刺激，同时注意身体锻炼，经常参加文体活动，调剂生活。

（3）定期检查，如果出现了更年期综合征的一些表现，除用药物减轻症状外，应进行必要的检查，排除体内器质性病变的因素。

泌特别是性腺功能减退及衰老等表现。

（4）一般无智能障碍。

★诊断要点

（1）更年期首次发病。

（2）精神症状以情感的忧郁、焦虑和紧张为主，可有幻觉和疑病、虚无、自罪、被害、嫉妒等妄想。

（3）多伴有失眠、躯体不适和植物神经紊乱等症状，并有内分

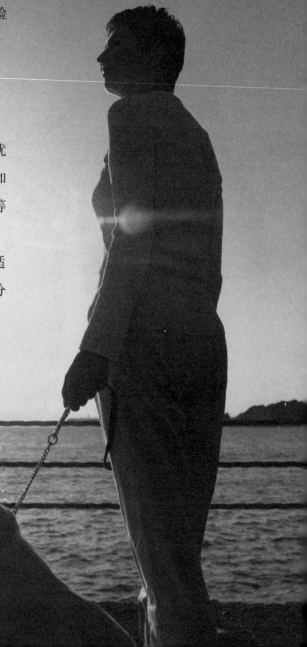

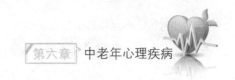

老年痴呆

所谓的老年痴呆症，又称阿尔茨海默病，是发生在老年期及老年前期的一种原发性退行性脑病，指的是一种持续性高级神经功能活动障碍，即在没有意识障碍的状态下，记忆、思维、分析判断、视空间辨认、情绪等方面的障碍。其特征性病理变化为大脑皮层萎缩，并伴有β-淀粉样蛋白沉积，神经原纤维缠结，大量记忆性神经元数目减少，以及老年

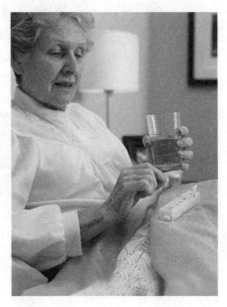

斑的形成。

★症状表现

阿兹海默症主要可分为两种：

①家族性阿兹海默病：阿兹海默病中较罕见的类型，多发病于30至60岁之间；

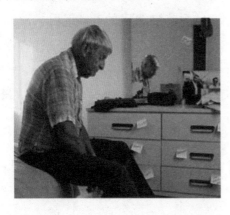

②阿兹海默老年痴呆症：占阿兹海默病中的绝大多数，通常在老年期（60岁以上）发病。

阿兹海默症的症状表现为逐渐严重的认知障碍（记忆障碍、见当

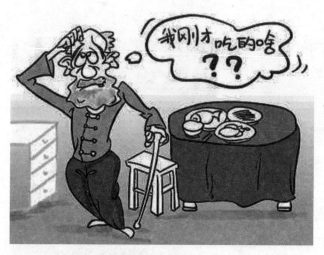

识障碍、学习障碍、注意障碍、空间认知机能、问题解决能力的障碍），逐渐不能适应社会。严重的情况下无法理解会话内容，无法解决如摄食，穿衣等简单的问题，最终瘫痪在床。

该症与呈阶梯状变化（即在某一时刻突发性的恶化）的脑血管性痴呆症不同，其特点是逐渐恶化。在病情恶化的过程中，有的患者会伴有被害妄想幻觉等现象出现。通常还能见到诸如行为语言粗暴，举止下流等周边症状，所以在护理上有很大的困难。

阿兹海默症的症状因人而异，大致可分为三个阶段。有的拖延数年却变化不明显，有的几个月便到达晚期，难以预料。

（1）早期症状

于最初发病2~3年，健忘（尤其新近发生的事）、缺乏创造力、进取心，且丧失对原有事物的兴趣与工作冲劲。

（2）中期症状

于最初发病的3~4年后，对人、事、地、物渐无定向感，注意力转移，且一般性理解能力减低。此外，会重复相同的语言、行为及思想。而且情绪不稳，缺乏原有的道德与伦理的标准，常有迫害妄想的人格异常等现象，但无病识感。

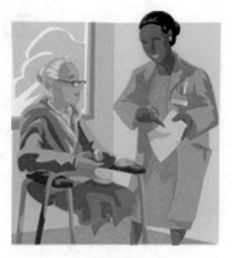

偶尔会出现"黄昏综合征"。

（3）晚期症状

语无伦次、不可理喻、丧失所有智力功能、智能明显退化。而且逐渐不言不语、表情冷漠、肌肉僵硬、憔悴不堪，以及出现大小便失禁、容易感染等。

★病症原因

发生老年痴呆的原因主要包括以下几个方面：

（1）年龄

年龄越大发生老年痴呆的几率越高。

（2）遗传

有家族史的人患病几率高。

（3）生活方式

如吸烟酗酒、不合理饮食、缺乏锻炼、与社会交流少。

（4）教育水平

受教育程度越低，患病率越高。

（5）各种疾病

如动脉硬化、高血压、糖尿病、冠心病、脑卒中、脑炎、气体中毒等，可诱发痴呆。

专家介绍说，与其他躯体疾病

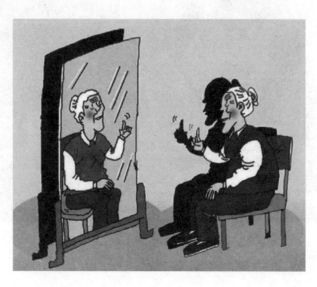

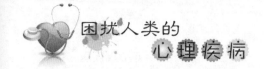
不同，很多人把老年人健忘、变懒、有幻觉等表现，看做是"老糊涂"，并不在意。据调查显示，仅有20%的老年痴呆患者就医，很多老年痴呆患者被发现时，已处于晚期。

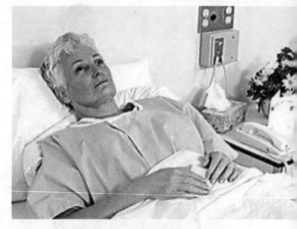

晚期痴呆患者，生活不能自理，对于对自己有害的事情没有认知，如不知道热水会烫伤自己，不知道电能电人等，需要家人陪护，生活质量下降，给社会和家庭增添了巨大的负担。

如发现老年痴呆信号，应立即带老人到医院神经内科就诊，早诊断、早治疗。用些促进脑部血液循环、增强记忆力的药物及吸氧等，可治愈或延缓病情加重。对于痴呆患者，子女应为其准备好随身卡片，写清楚家庭住址、电话号码、身体状况等。同时，在家中做好防护措施，如热水瓶、煤气、电开关等要处理好。

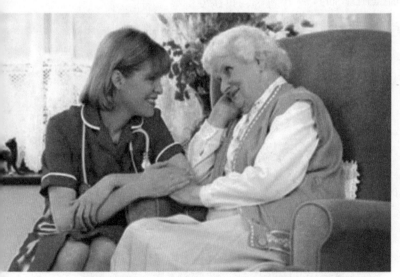

老年期谵妄

老年期谵妄是指发生在老年期的谵妄状态或意识模糊状态，伴有注意力、认知能力、精神运动和睡眠周期障碍。由于老年人常伴有脑或躯体的各种疾病，遇有突发因素，甚至是很轻微的感冒或不引起注意的低热、便秘、脱水等即可导致谵妄。老年期谵妄可对患者生命构成威胁，如不及时治疗，死亡率很高。

★病症原因

（1）脑源性

脑源性是指各种脑器质性疾病，如脑动脉硬化性精神病、老年性精神病等，在其病程中可出现急性谵妄状态。

（2）非脑源性

非脑源性是指正常老年人，因

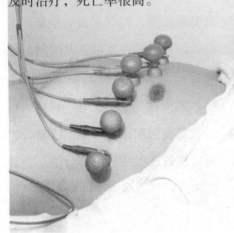
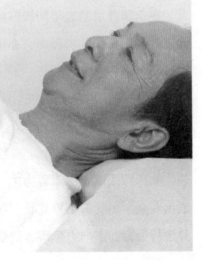

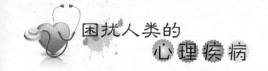

感染中毒、躯体疾病，精神或躯体创伤所诱发。如"无症状性"肺炎、泌尿道感染、结核病、酒精中毒、药物过量、营养缺乏、手术、失水及电解质紊乱、心力衰竭、血压骤降并伴有"无痛性"心肌梗死，缓慢发展的前列腺肥大性尿路阻塞、贫血，以外伤及骨折、精神因素等，皆可导致精神谵妄。

在急骤进展的老年期躁郁症、晚发性妄想痴呆的病程中，亦可出现谵妄状态。

★临床表现

老年人谵妄起病急、病程短速，临床特征以意识障碍为主。可能出现复杂多变的精神症状和各种异常行为，如定向力障碍、记忆障碍、对周围事物理解判断障碍、思维混乱、不连贯、有视听幻觉及被害妄想症等，时有兴奋、不安、激惹等，或嗜睡、缄默。对时间、地点障碍最突出，持续时间长短不等，大多数可很快缓解。谵妄状态一般是夜间加重，待意识恢复后，对出现的这些症状大部分遗忘。其临床表现与脑功能受损程度有关。

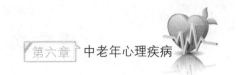
离退休综合征

所谓离退休综合征是指老年人由于离退休后不能适应新的社会角色、生活环境和生活方式的变化而出现的焦虑、抑郁、悲哀、恐惧等消极情绪，或因此产生偏离常态的行为的一种适应性的心理障碍，这种心理障碍往往还会引发其他生理疾病，影响身体健康。离休和退休是生活中的一次重大变动，离退休后当事者在生活内容、生活节奏、社会地位、人际交往等各个方面都会发生很大变化。患者由于适应不了环境的突然改变，而出现情绪上的消沉和偏离常态的行为，甚至引起疾病，这就是所谓的"离退休综合征"。

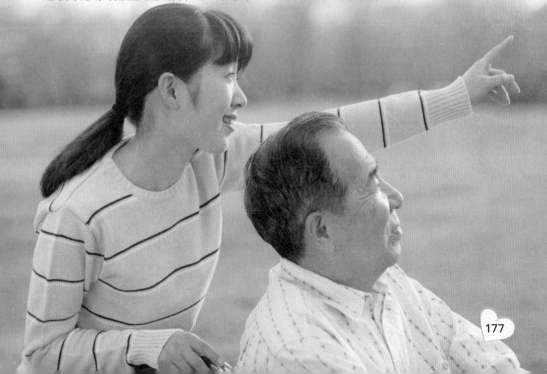

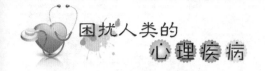
★临床表现

从群体生活的大天地转向家庭小天地，从忙人变成闲人，容易使人萎靡不振、意志消沉和情绪低下。具体可表现为坐卧不安，行为重复，往返犹豫不决，整日不知干什么好；有时还会出现强迫性定向行走。由于注意力不能集中，常做错事；性格变化明显，容易急躁和发脾气，对什么都不满意；多疑，当听到他人议论工作时常会烦躁不

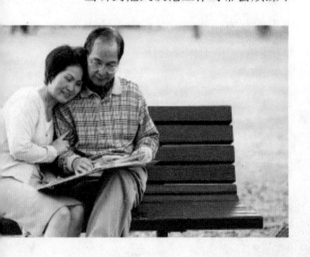

安，猜疑其有意刺激自己。平素颇有修养的当事者，有时候也会一反常态而不能客观地评价外界事物，

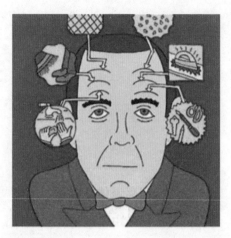

常有偏见。大多数当事者有失眠、多梦、心悸、阵发性全身燥热。

（1）无力感

许多老人不愿离开工作岗位，认为自己还有工作能力，但是社会要新陈代谢，必须让位给年轻一代，离退休对于老年人实际上一种牺牲。面对"岁月不饶人"的现实，老年人常感无奈和无力。

（2）无用感

在离退休前，一些人事业有成，受人尊敬，掌声、喝彩、赞扬不断；一旦退休，一切化为乌有，退休成了"失败"，由有用转为无

用。面对如此反差，老年人心理上便会产生巨大的失落感。

（3）无助感

离退休后，老年人离开了原有的社会圈子，社交范围狭窄了，朋友变少了，孤独感油然而生。要适应新的生活模式往往使老年人感到不安、无助和无所适从。

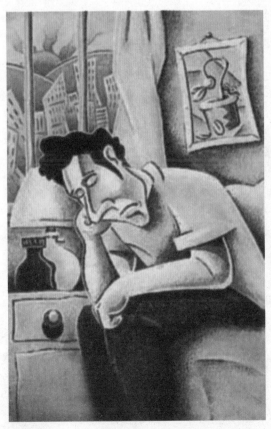

（4）无望感

无力感、无用感和无助感都容易导致离退休后的老人产生无望感，对于未来感到失望甚至绝望。加上身体的逐渐老化，疾病的不断增多，有的老年人简直觉得已经走到生命的尽头，油干灯尽了。

当然，并非每一个离退休的老人都会出现以上情形，离退休综合征的形成因素是比较复杂的，它与每个人的个性特点、生活形态和人生观有着密切的关系。

★社会心理因素

（1）个性特点

平素工作繁忙、事业心强、好胜而善于争辩、严谨和固执的人易患离退休综合征。因为这种类型的人过去每天都紧张忙碌，突然变得无所事事，这种心理适应比较困难；相反，那些平时工作比较清闲、个性比较散漫

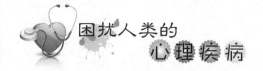
的人离退休后反而不容易出现心理异常反应，因为他们离退休前后的生活节奏与之前变化不大。

（2）个人爱好

退休前除工作之外无特殊爱好的人容易发生心理障碍。这些人退休后失去了精神寄托，生活变得枯燥乏味、缺乏情趣、阴暗抑郁。而那些退休前就有广泛爱好的老年人则不同，工作重担卸下后，他们反而可以充分享受闲暇爱好所带来的

生活乐趣，过得有滋有味，不亦乐乎，自然不易出现心理异常。

（3）人际关系

人际交往不良，不善交际，朋友少或者没有朋友的人也容易引发离退休障碍。这些老年人经常感到孤独、苦闷，烦恼无处倾诉，情感需要得不到满足；相反，老年人如果人际交往广，又善于结交新朋友，心境就会变得比较开阔，心情开朗，消极情绪就不易出现。

（4）职业性质

离退休前是拥有实权的领导干部的人易患离退休综合征，因为这些人要经历从前呼后拥到形单影只、从门庭若市到门可雀罗的巨大的心理落差，一下子难以适应。其

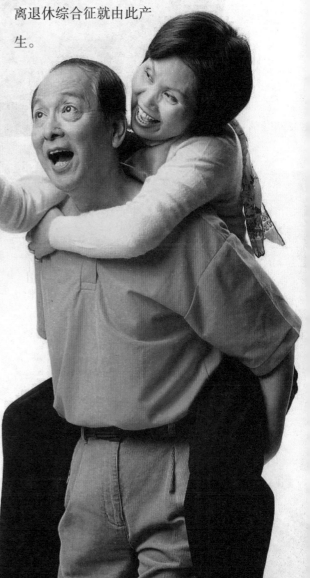

次，离退休前没有一技之长的人也易患此症，因为他们想再就业往往不如那些有技术的人容易。

（5）性别因素

通常男性比女性更难适应离退休的各种变化。中国传统的家庭模式是"男主外，女主内"，男性退休后，活动范围由"外"转向"内"，这种转换比女性明显，心理平衡因而也较难维持。

★预防与治疗

离退休是人生的一个重要转折，是老年期开始的一个标志。离退休障碍是一种心理方面的适应障碍，它表现为老年人生活习惯的不适应、人际关系的不适应、认知和情感的不适应等等，这些适应障碍究其实质，就在于离退休导致了老年人社会角色的转变，他们从职业角色过渡为闲暇角色，从主体角色退化为配角，从交往范围广、活动频率高的动态型角色转变为交往圈子狭窄、活动趋于减少的相对静态型角色，对于部分曾是领导干部的老年人来说，还从权威型的社会角色变成了"无足轻重"的小人物。如果老年人不能很好地适应这些角色的转变，也就是说新旧角色间出现了矛盾和冲突，那么，老年人的离退休综合征就由此产生。

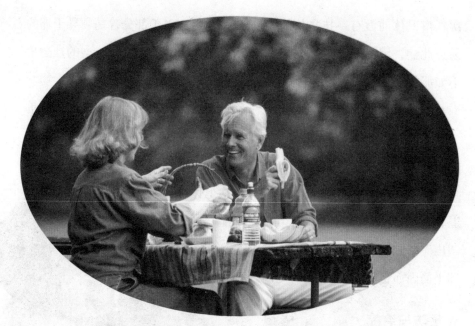

因此，要预防和治疗离退休综合征，老年人就应该努力适应离退休所带来的各种变化，即实现离退休社会角色的转换。通常有以下几种方法：

（1）调整心态，顺应规律

衰老是不以人的意志为转移的客观规律，离退休也是不可避免的。这既是老年人应有的权利，是国家赋予老年人安度晚年的一项社

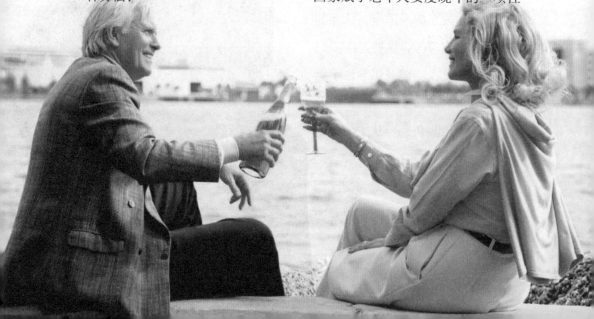

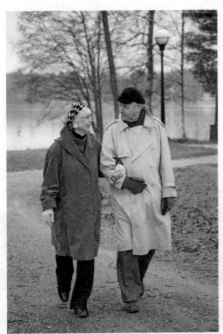

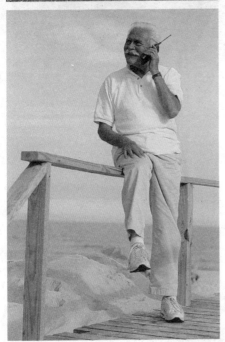

会保障制度，同时也是老年人应尽的义务，是促进职工队伍新陈代谢的必要手段，老年人必须在心理上认识和接受这个事实。而且，离退休后，要消除"树老根枯""人老珠黄"的悲观思想和消极情绪，坚定美好的信念，将离退休生活视为另一种绚丽人生的开始，重新安排自己的工作、学习和生活，做到老有所为、老有所学、老有所乐。

（2）发挥余热，重归社会

离退休老人如果体格壮健、精力旺盛又有一技之长的，可以积极寻找机会，做一些力所能及的工作。一方面发挥余热，为社会继续做贡献，实现自我价值；另一方面使自己精神上有所寄托，使生活充实起来，增进身体健康。当然，工作必须量力而为，不可勉强，要讲求实效，不图虚名。

（3）善于学习，渴求新知

正如西汉经学家刘向所说：

"少而好学，如日出之阳；壮而好学，如日出之光；老而好学，如秉烛之明"。一方面，学习能促进大脑的使用，使大脑越用越灵活，延缓智力的衰退；另一方面，老年人要通过学习来更新知识，社会变迁风起云涌，老年人要避免变成孤家寡人，就要加强学习，树立新观念，跟上时代的步伐。这就是所谓的"活到老，学到老"。

（4）培养爱好，寄托精神

许多老年人在退休前已有业余爱好，只是工作繁忙无暇顾及，退休后正可利用闲暇时间充分享受这一乐趣。即便先前没有特殊爱好

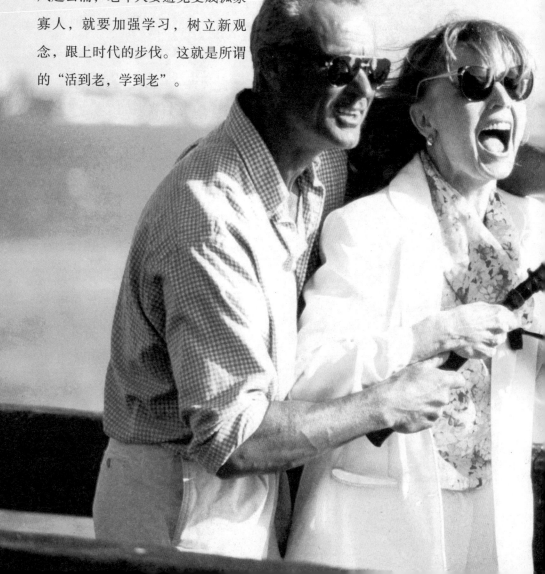

的，退休后也应该有意识地培养一些，以丰富和充实自己的生活。写字作画，既陶冶情操，也可锻炼身体；种花养鸟也是一种有益活动，鸟语花香别有一番情趣。另外，跳舞、气功、打球、下棋、垂钓等活动都能使参加者益智怡情，增进身心健康。

（5）扩大社交，排解寂寞

退休后，老年人的生活圈子缩小，但老年人不应自我封闭，不仅应该努力保持与旧友的关系，更应该积极主动地去建立新的人际网络。良好的人际关系可以开拓生活领域，排解孤独寂寞，增添生活情趣。在家庭中，与家庭成员间也要建立协调的人际关系，营造和睦的家庭气氛。

（6）生活自律，保健身体

老年人的生活起居要有规律，离退休后也可以给自己制定切实可行的作息时间表，早睡早起，按时休息，适时活动，建立、适应一种新的生活节奏。同时要养成良好的饮食卫生习惯，戒除有害于健康的不良嗜好，采取适合自己的休息、运动和娱乐的形式，建立起以保健为目的的生活方式。

（7）必要的药物和心理治疗

老年人出现身体不适、心情不佳、情绪低落时，应该主动寻求帮助，切忌讳疾忌医。对于患有严重的焦躁不安和失眠的离退休综合征的老人，必要时可在医生的指导下适当服用药物，以及接受心理治疗。

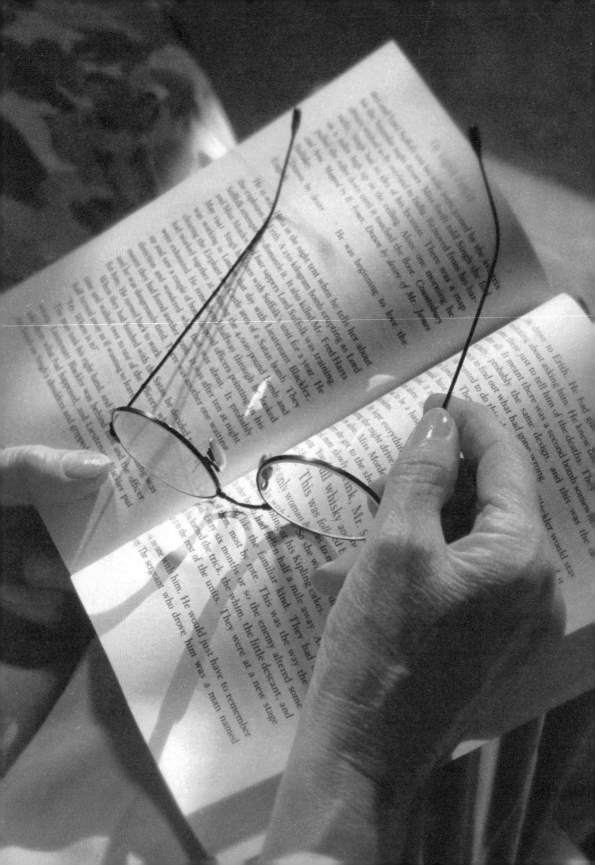